姿勢を診て手当てする

手当ては医療の基本

河野俊彦

元就出版社

はじめに

高齢社会を迎えて、介護の必要性が叫ばれています。

核家族化してしまった今や、老人は若い人たちとの日常生活の過ごし方がわからなくなっています。孫とおじいさん、おばあさんとの生活の仕方が、わからなくなっているといえます。

三世代いっしょの生活を経験していない子供にとって、老人とどのように触れ合えば良いかを、教えられていないからです。ちなみに肩たたきをして、おばあちゃんにありがとうと言われたことのある子にめったに会いません。

お年寄りは大なり小なり介護が必要です。肩や腰が痛ければ、家族の手助けを必要とします。歯が弱くなったら、食事も工夫して食べやすいように作ってあげます。弱った体を気遣って、声をかけます。

何かと手助けをし、声をかけるのは、家族といっしょならば当然の介護です。しかし、親子だけの生活の中では、子供は老人に対してどのような触れ合いをすべきか見習う機会はありません。

日々の生活の中で自然に身につくことがないのです。お年寄りに対する思いやりの行為を見習う機会がほとんどないのです。もちろん夫婦二人だけの間には、お年寄りに対する触れ合いの気持ちがわからないままになってしまいます。

年をとるということは、いずれ自分も通る道であり、介護とは命のリレーのようなものであることを、家族として日常生活の中で自然にわかり合い、伝えられていくものであろうと思います。

核家族化してしまった今の時代は高齢になって、手当てが必要になると病院や施設に行かなければならなくなります。

医療施設に行くと、医師はあまり手を当ててくれないとよく言われます。採血、採尿などをまず実施し、触診や聴診などはほとんど行なわれず、検査データに頼り、パソコンばかりを見ていることが多いとよく言われます。

治療は薬剤ばかりでなく機械医療による時代になってしまっています。医療機器の進歩は目ざましく誰もが期待しています。しかし、医療機器により手術を受け、傷病が治り、退院になったとしても、病気の「氣」は治まったとは思えないのです。

病気の氣を治めるのは手当てです。声をかけ、手を当てると手当ての心が伝わり、病《やまい》がほんとうに治ったかどうかを安心して受け入れることができます。

ところが、レントゲンや生化学的検査値だけでは、ほんとうに治ったかどうかがはっきりしません。病気の病《やまい》は治ったと言われても、氣は治らないことが多いのです。

ヒトは温かみのある声がけと、温もりのある手当てを求めているといえます。

家族の元へ帰って心を癒されて、はじめて快復することができるのです。家族の手当てがあってこそ病は完治することができるといえるでしょう。今の病院治療で欠けているのは、手当ての少ないことではないでしょうか。

独り暮らしの人は、テレビやパソコンがあれば多くの人々と関わって生きていけると思いがちですが、実は自分の気に合ったところしか見聞きしていないし、わからないところ、感じないところは無視してしまっているのです。気持ちは働いていないので、まさに孤独なのだと思います。氣を病むことにもなってしまうのです。

自分の気持ちも聞いてもらいたくなるし、手も当ててもらいたくなります。そこであんま、マッサージ、整体などといった治療室を訪れることになるのです。

また車社会になってしまったので、歩く時間がほとんどなくなっています。車は便利で歩くよりも楽に短時間で運んでくれます。しかし、ヒトだけに与えられた二足歩行をしなくなってしまいます。

二足歩行は四足よりも不安定で腰、膝などを痛めやすいでしょう。しかし、不安定で難しい二足歩行をすることによって、背骨ばかりでなく内臓も含め全身の調節を快調に整えてくれるように、体は作られているのです。

歩くことによって姿勢が良くなり、内臓の働きを高めてくれるのです。特に腰椎が直立姿勢を保つために前突して、腎臓を守り、全身の要となっています。

腰が痛いと腰を自分でさすります。また頭をぶつけたら頭をさすります。いずれも気持ち良くなるまでさすります。痛いところには手を当て、繰り返し心地良いリズムでなでるのです。まさに医療の基本は手当てです。

手当ての刺激は脳に伝えられ、脳はその手当てが適正であれば、さらに繰り返し求めることになります。脳は全身を統治しているので、手当てによって快適になれば、脳は安心することができるといえるでしょう。それは健康を実感することです。

手を当てる医療を基本にしている医療者にはあんま、マッサージなどがあります。まさに手当てを基本とする医療です。手を当てて、そこを心地良く刺激することによって脳は安心することになるといえます。

鍼灸はさらに刺激を微妙に調節することができるといえるでしょう。また背骨の歪みや、手足の関節や筋の違和感を積極的に手技によって調節する療法も同様に手当てが基本になっています。

ここに示した第一部の内容は背骨を調整することによって、全身を健康に保とうとして治療を行なっている医療グループの症例報告を参考に、解説を加えてあります。

第二部は、車社会のために歩かなくなったことで障害の起きやすい症状をいくつか例を挙げて、家庭でも日頃の手当てができることを挙げてあります。

第三部では、体の中で最も重要な小腸を守り助ける器官と脳の働きについて、どのように意識を持てばよいかを考えさせる内容にしてあります。

著者は看護学校、あんま・マッサージ、鍼灸学校などでの解剖生理学の授業を行なってきました。さらに開業した人たちの学習会、研究会に参加し、手当てについて考えさせられてきました。

手を当てることの大切さをもっと実感して、心を込めて手当てすることが健康回復に役立ちます。これからの医療は手当てのできるコメディカルの協力が大切です。コメディカルの医療者には、体のどこを手当てすべきかも知って活用してほしいと思います。

また、家族同士でも手を当てることの大切さを知って、お互いに手当てする方法を心得ておくと良いと思います。そのために一般の読者にも体の仕組みを理解してもらえるように図解して説明しました。

医療者には手当ての効力の大切さを知り、参考にしてほしいと思います。

そして、一般の読者にも手を当てることの大切さを、自覚してくれることを期待しています。

第二部　手当ては医療の基本

第一部

姿勢を診る——症例報告から

顎関節症について

熊谷長生館

顎関節と診断された症例を頚椎の矯正とともに咬筋や、側頭筋の痛みを伴う緊張《つれ》をとることによって治癒した症例を紹介します。

症例1——男性　四四歳

一年くらい前から、左顎が痛くなり、口を大きく開けられない。硬い物を噛めない状態が続いていた。

痛みを訴えている部位は咬筋で、咬筋のつれを取る治療をして、第3頚椎を矯正すると、だいぶ痛みがなくなり、口を開けられるようになりました。噛む時にも痛みがほとんどなくなりました。四日後に来館された時には、痛みは残っていたが、だいぶ楽に食べられるようになったということで、後は一週間おきの治療にきました。その後、六週間で治癒しました。

症例2——女性　四〇歳

二年くらい前から左顎が痛くなり、徐々に右顎にも痛みが出てきて、口が半分くらいしか開かない状態になる。噛み合わせが悪いということで、歯科医で治療するも良くならず、来館された。

主に咬筋がつれている状態だったが、この患者さんは、左右不規則な痛みとともに、内側翼突筋のつれもあると思われました。

第1頚椎と第3頚椎の矯正とその後、横隔膜に肝臓を固定している肝鎌状間膜の治療もあわせて一週間おきに治療、左側は四回で治癒、右側はなかなか治らず、四か月を要しました。

症例3——女性　六二歳

五年前に交通事故によって、頚椎を痛めたことがある患者さん。

一年ほど前から左顎が痛くなり、ついに顎が開けづらくなり、食事はストローで野菜ジュースなどを飲んでいた。

医師の治療で食事は摂れるようになったが、硬い物は食べられない、口を大きく開けられない状態を治したいと、来館された。痛みの箇所は左側の咬筋で、頚が少し捻じれていました。

一週間に一回の治療で、四回目でほぼ痛みも感じなくなり、口を開けるのが楽になり、徐々に食事も摂れるようになりました。三か月経った現在は普通に食事ができるようになったが、月に一～二度、来館しています。

症例4——女性　六二歳

二年ほど前から右顎が痛くなり、時々食べるのが困難になる状態で四か月前に来館しました。咬筋と反対側の下顎骨の角（下顎角）に痛みがあったが、一週間に一回の治療により六回でほぼ治癒することができました。

診断と治療

顎関節症は近年、若い人にも多く見られるようになってきました。ここに示した四症例のように咬筋や側頭筋の痛みを訴える例では、頚椎の矯正と筋を直接弛める治療によってほとんど治療することができます。しかし、本質的には姿勢の歪みが原因していると思われます。仙腸関節の調整をすることによって、顎関節症の予防と再発を防ぐことができます。

脊柱の安定によって頚椎の歪みも生じなければ、上頚神経節からの交感神経も安定して働き、顎関節の歪みも起きないでしょう。頭頚部の自律神経による調節は、概《おおむ》ね上頚神経節によるところが大きいからです。

背中から見て、左右の肩（肩甲骨）の高さが同じかどうか、また、左右の腰（腸骨）の高さが異なっていないか、どうかを確認します。

腸骨の高さが違っていたら、仙腸関節を調整します。肩甲骨の高さが違っていたら、胸椎（第7、8胸椎を中心にして）と頚椎の歪みを調整します。

これによって、顎関節症はほとんど治癒することができます。

ばね指・弾発指

三鷹長生館

症例

手指の屈折に際して、特定の角度で運動が制限され、さらに屈伸させると痛みが伴う。

弾発現象（ポキッと鳴る）とともに運動が可能になる。関節掌側の圧痛、腫瘤が触診で認められる。
痛みがなく、こわばりと弾発現象のみの場合もある。この症状は女性、右手に多く、指別では拇指、中指、薬指、人差し指、小指の順である。

診断と治療

指を曲げる筋はトンネル状の腱鞘を指節関節部に作り、腱が滑りやすくして、指が動きやすいようにしています。指を使い過ぎたりすると、腱鞘滑膜の炎症を起こし、指屈筋腱が肥大し、主に手指指節関節部の輪状の腱鞘で引っ掛かり弾発現象と痛みを生じる疾患です。

中高年女性に多く、妊娠・出産を機に発症することもあり、女性ホルモンのバランス（エストロゲン）の関連も考えられます。

小児（1～2歳で拇指に多い）の場合は、腱自体の腫瘤状肥厚部が靭帯性腱鞘部により狭窄されるもので、成人とは原因が異なります。

ちなみに小児ばね指は半数以上が自然治癒し、6～7歳までは改善が期待できるが、治癒しなければ手術する方が良いと思われます。

炎症が起きて米粒のように膨らんだところを、ギューッと潰してやれば動くようになります。

また、膨らみがない場合には、拇指球を強くギュンギュンと押圧すると動くようになります。

頚椎の矯正を施し、腕神経叢を整えるように努め、さらに屈筋支帯を丁寧に弛《ゆる》めます。

また、手首を弛めた後に拇指を指先へ引きながら外旋させるとよいでしょう。

ばね指が拇指の場合、中手骨が内旋しているために痛みが出ることが多いため、中手骨を外旋位にさせた状態で操作します。

四指で起きている場合は、内旋させながらの操作により効果が得られます。内旋・外旋のどちらかをさせた状態で、指の屈伸が楽な方向に回旋させながら操作します。

屈筋腱に肥厚がある場合は、基節関節を屈曲させながら肥厚した部分を腱に沿って抑圧を加えながら弛めます。

また、テーピングや家庭では入浴時にグー、パー、グー、パーをやるとよいでしょう。

患者さん自身の意識を高めることが重要となるため、原因を理解させる必要があります。

体腔のバランスを視点に置いた治療例

松戸長生館

症例1——大腿外側の痛み

工場作業員（六〇代後半の男性）として、非常に重い材料を持ち運んだ後、徐々に左大腿外側に痛みが強くなった。

特に一日後に左股関節部から膝関節外側までの疼痛《とうつう》。また、左肩部にも痛みが出はじめ、左足を引きずって来館。二〇年あまり前に競輪選手として競技の際、落車して第8胸椎を圧迫骨折、さらに一〇年前に再び落車、頚部痛から右上腕までの神経痛を生じた。

診断と治療

この症例で一番の特徴は、第8胸椎の圧迫骨折によって胸郭全体が上方へ挙上されており、それによって下部胸郭が後屈、右回旋、左側屈方向へ移転していることです。それに対して骨盤帯は、代償的に股関節を伸展方向に過剰に緊張させてバランスをとっているために、特に座位で坐骨に荷重が直接かかり、骨盤帯の転位方向がさらに強調されて、左腸脛靭帯が過緊張を起こして大腿皮神経痛を伴ったものと思われます。

・代償性の体幹歪みからの治療
胸腔部　挙上・右回旋《左斜角筋群・左広背筋上部・右大胸筋の弛め、左第1肋骨矯正、右肩関節起こし》
腹腔部　挙上・右回旋《右僧帽筋下部・右横隔膜、左腰方形筋、左大腰筋、左横臥位で第2腰椎を手掌部で伸展させながら持続的に矯正》
骨盤部　後屈・右側屈左回旋《右腸骨筋・左梨状筋・左大腿方形筋・両側仙結節靭帯を横臥で仙骨の側屈矯正と立位前屈で膝にて腸骨矯正》

治療経過
週一回の治療で、当初は第2腰椎転移の改善を狙って腹腔部と骨盤部の同調をとるため、左大腰筋にポイントを定め重点的に丁寧に弛めていきました。二日目の治療によって、その場で楽になり、四日目までは痛みが少なくなりましたが、まだ五日目から左足を引きずるほどに痛みが出る状態が続きました。

五日目から立位での安定を図るために大腰筋よりも、左梨状筋にポイントを重点的において伏臥、横臥、立位での軽く丁寧な弛めを二回にわたって続けて行ないました。結果、腹腔部と骨盤部とのバランスが良くなり、基底面の矯正も相まって胸腔部との同調が取れてきて、左下頚の緊張も大幅に改善されました。

七日目来館時には体幹及び脊椎の歪みがずいぶん改善され、多少の重労働が重なっても大腿部外側の疼痛はほぼなくなりました。

第2腰椎の矯正は圧迫骨折が主因と思われる症状なので、膝頭での矯正ではなく、持続的なあんまによる矯正を選択しました。その後も腰椎両側部の鈍痛が残っていましたが、これは深層筋の強化などで腹腔から骨盤帯にかけての後屈を改善しなければ、根本的に解決しないと考えました。

当初の大腰筋の弛めでは腹腔部の柔軟性が出ましたが、腰椎の安定には足らなかったようです。さらに股関節の緊張をとることで体幹の同調がとれ、矯正後も転位が起こりづらくなりました。

症例2——腰痛

右腰部痛（四〇歳男性、会社員）。座っていると腰の痛みが強くなり、また夕方になると疲れとともに痛みが強くなる。

診断と治療

学生時代にボディビルを経験するなど、運動が好きで筋力が非常に強い患者さんでしたが、七年ほど前にフリースタイルカヤックを本格的に始めて、水上で転覆した時に起き上がる動作を一方向のみで行ない続けた結果、背筋・腹筋のバランスが深層から大きく崩れてしまいました。長年その状態を続けていたために、「くの字曲がり」の腰痛を起こしやすくなってしまい、年に二、三回「くの字曲がり」の状態で来館していました。

一年ほど前から胃腸の状態が悪くなり、急激に体重減少、筋力低下をきっかけに再び強い腰痛を起こすようになりました。

第４腰椎右側の強い腰痛で来館した時は、「くの字曲がり」を起こすほどの転位ではなく、第４腰椎の転位（左側屈回旋）を中心に治療し、右上の「八の字矯正」を行ない、痛みがなくなったので、腹筋群強化のアドバイスを行なったところ、翌週スポーツジムで腹筋のトレーニングをし過ぎたのか、二回目来館時には軽度の「くの字曲がり」になっていました。

仕事内容や生活習慣から推察すると、座位が多いために起きた骨盤底部の筋緊張と、それに対して強すぎる上部背筋と、弱すぎる腹筋群とが体幹に歪みを起こし、特に筋力低下が目立つ腹腔部と骨盤部で歪みを処理しきれず、第4腰椎で痛みを生じたものと考えました。

左の閉鎖筋群の弛めを丁寧に、右梨状筋は軽く弛め、触診では腹筋群や腸腰筋にはあまり緊張がなかったため、横隔膜も含め軽く丁寧に調整しました。この患者さんの場合、腰椎の後湾がないので「八の字矯正」が有効と判断し、二回目は本人が楽だという方向＝左側を上にして八の字矯正を行ないました。すぐ痛みはなくなり、腰椎の側屈転位もほぼ改善しました。

脊椎の歪みは、根本的には内外腹斜筋を強化しなければ腰痛は繰り返すものと思われます。

これを体幹のイメージ図で見れば、回旋方向の歪みは左下頚、右上背部、左右骨盤底で調整し、前後方向の歪みは腹斜筋と骨盤底筋でバランスを整えれば、良いことが分かりました。

まとめ

前述のように脊椎や骨格だけのイメージに加えて、体幹という空間の歪みが脊椎の転位に与える影響をイメージすることで、脊椎の転位だけではなく一般操作・特殊操作の重要なポイントが、具体的かつ容易に絞りやすくできます。特に急性期で手を付けにくい症例や難しい症例において、詳細な情報から体幹の空間の歪みと、その動きをイメージできれば治療に有効的です。

また、空間を無理なく動かせるようにするためには、どこを強化しなければならないのか、脊椎の局所だけを診てしまわずに、体幹全体の空間の歪みに視野を拡げれば予後の指導にも、また患者さん自身の理解度を深めるためにも大きな助けになるものと思われます。

背骨の曲がりを胸腔・腹腔から診る

吉祥寺長生館

背骨を体幹の一部として考えると、脊柱が歪めば体幹も歪むことになります。また背骨が曲がる原因とは、体幹の歪みが背骨を曲げる大きな要因ではないかと考えます。場合によっては、体幹から背骨を治していく方が治療しやすいケースもあると思います。

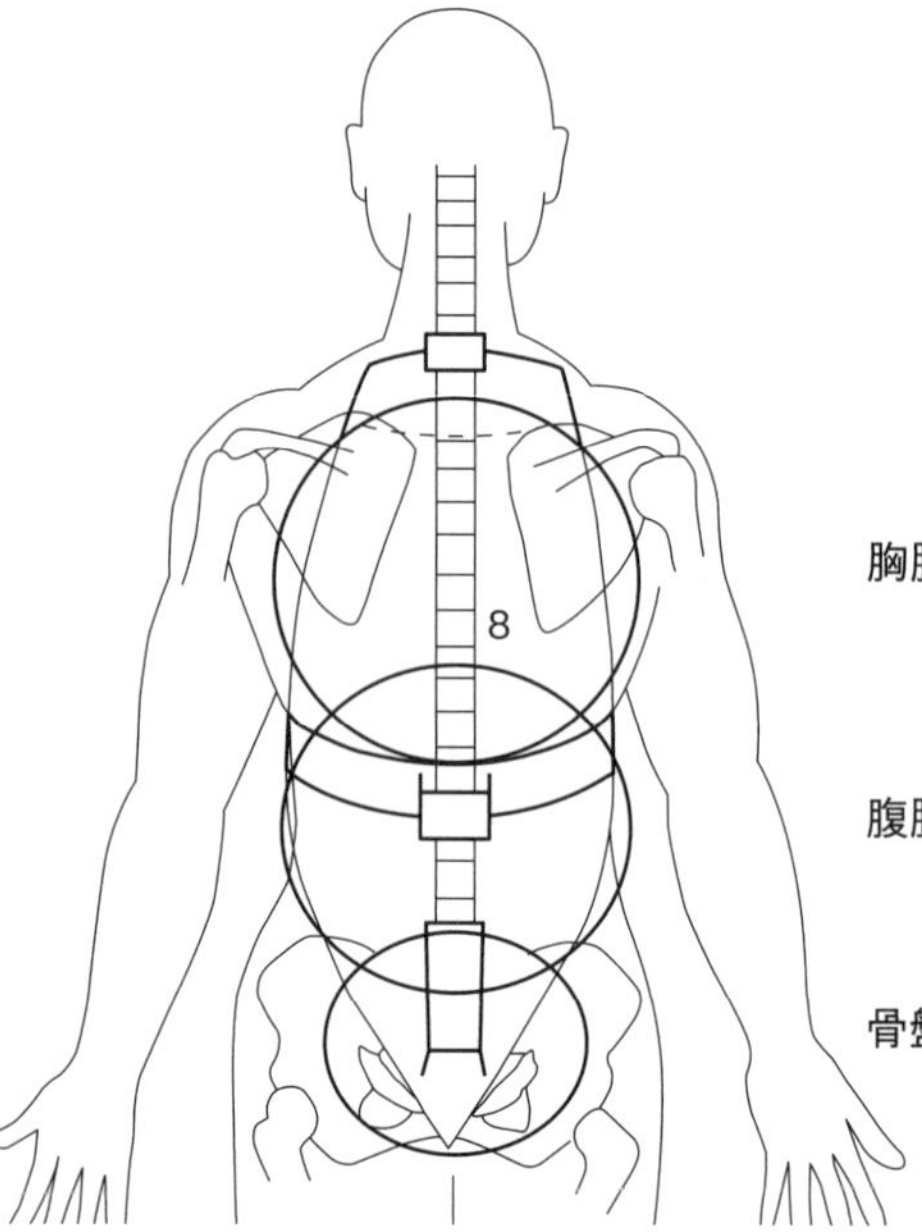

図一-1　体腔の３つの腔所

体幹とは胸郭、腹壁、骨盤で形成されている空間です。空間を構成するのは胸腔、腹腔となり、胸腔と腹腔の境には横隔膜があります。図一－1のようなドーム状の空間をイメージしてください。

この3つのディスクの動きは前屈での左右側屈・左右回旋、後屈での左右側屈・左右回旋の8方向に動きます。

8方向に動くディスクが体幹内（胸腔・腹腔のドーム）の上部、中部、下部の3か所にあるとイメージしてもらうと分かりやすいと思います。

このドーム状の空間をイメージすることで次のようなメリットがあります。
①患部に手を当てられない場合の治療法として、背骨に対して直接操作するのか、体幹のバランスから背骨の曲がりを治していくかの使い分けができる。
②治療するポイントとして弛める際の力の方向、バランス、手をつける順番が明確になる。
③患者さんの生活習慣（体の使い方の癖）が分かり、患者さんに対して症状と生活習慣を結びつけた説明ができる。

ここでは四肢の動きは省いています。全身の動きをイメージする際に、体幹の空間イメージができていれば全身の立体的なイメージもしやすくなるので、体幹に着目していきます。一般的な動きでは、イスに座った状態で少し離れたものを取ろうとする時、下部が前屈、中部が左回旋、上部が右側屈・左旋回となります。

この項目のタイトルにもあるように腰椎に及ぼす影響ですが、腰椎は自由性が高いために、3つのディスクの連動がうまくいかない時（体幹のアンバランスな動きが起きた時）に影響を強く受けます。

では、どのような時に影響を受けるのか、ぎっくり腰を例にしてみます。イスに座って下に落ちたものを拾う時、3つのディスクは下部が後屈・右側屈・左回旋、中部が前屈・右側屈・左回旋、上部が前屈・右側屈・右回旋となります。これはバランスのとれた動きです。しかし、もし机が邪魔でそれをよけて拾った場合、３つのディスクは下部が後屈・左側屈・左回旋、中部が前屈・左側屈・右回旋、上部が前屈・左側屈・左回旋となります。

このように無理な姿勢で拾う場合、３つのディスクが連動できず、体幹の動きのバランスがとれていないため、一連の動きの中で腰椎のどこかに連動できない椎体が出てきます。連動できない椎体は転位を起こし、これがぎっくり腰の原因になると思います。

要するに、体幹がアンバランスな状態で動いた場合、体幹の歪みは腰椎に起きやすく、その歪みは背骨から診たところの原発になるのではないかということです。

ここに記述した軽いぎっくり腰であれば、「八の字」矯正で原発の転位を他の椎体と同調させれば治りますが、体幹の空間バランスをイメージすることによって、なぜぎっくり腰を起こしたのかが分かり、矯正しやすい状態にするための弛めるポイントが明確になり、治療の効果も上がると思います。

ひどい「くの字曲り」の腰痛などは、下部のディスクの後屈が極端に強く、中部の前屈も強くなり、体幹の回旋、側屈のバランスが崩れている状態の中で、顔を正面に向かせようとするために上部を後屈しています。上部のディスクがアンバランスな状態で、ぎっくり腰になってしまった場合に多く起こると思われます。

すべり症、分離症、椎間狭窄症は下部の前屈位で胸腔と腹腔の上下の力のバランスが崩れ、椎体を前方に押す力が働くために起きやすく、この場合は腰椎に上部からかかる力の後方のベクトルと、下方ベクトルのバランスが崩れることが大きな原因です。

体幹（胸腔、腹腔）のバランスを正常にしていくには、先ほどの3つのディスクの動きをイメージしながら体幹を整えていけばいいのです。方法としては、操作で体幹に関連する筋肉に対して状況に応じたアプローチをしますが、重要なのは空間をイメージすることであり、体幹をスムーズに動かせるように治していくという意識が大切です。

脊柱の筋肉と働き

頚部において頚長筋は前方に位置し、頚部と上部胸筋を屈曲します。後方では脊柱起立筋、棘間筋、横突間筋、板状筋のすべてが脊柱に並行かつ垂直に走行しており、回旋と側屈を補助するのみならず、脊柱を伸展することができます。

横突棘筋は半棘筋、多裂筋および回旋筋から成り立ちます。これらの筋肉はすべてそれぞれの脊椎の横突起から起始し、一般的に後方に走行し、起始するすぐ上の棘突起に付着します。いずれも脊柱の伸筋で、収縮すると脊柱を反対側へ回旋させます。棘間筋と横突棘筋は回旋筋より深部に位置します。筋群としてそれらは回旋をせず、棘間筋は隣接しあう棘突起をつなぎ、脊柱を伸展させ、横突棘筋は隣接する脊椎の横突起間をつなぎ、脊柱を側屈させます。

空間をイメージすることによって、アプローチする選択肢が広がります。もちろん背骨を矯正して治る症状に対しては、直接背骨を治すことが一番です。しかし、状況によってはそれができない場合もあり、背骨の曲がりの原因が体幹のバランスからきている時などは、この空間のイメージで体幹を治すことにより、根本的な治療ができることもあるのではないかと考えます。

下部胸椎から上部腰椎（腎臓部）の調整

掛川長生館

下部胸椎から上部腰椎（腎臓部）は身体を機能的に動かすためには、重要なポイントのひとつであり、治療をする上でも外せない部位であるといえます。

右半身の痺れの患者さんを治療する上で、改めてなぜ「右半身が痺れたのか？」ということを考え、身体のバランスをとる上でのポイントとして背骨の曲がりと基底面、腎臓部、骨盤帯の転位に絞って治療をすすめました。それによって、この部位の重要性と治療の組み立て方を確認することができました。

症例――右半身の痺れ

造園業を営む痩せ型筋肉質の30代半ばの男性が右半身の痺れ（頭～下肢）を訴えて来館。10年前右下肢痺れ（右大腿四頭筋から膝蓋骨周囲）で、近所の医師により第４・５腰椎間のヘルニアと診断され手術。術後も腰に違和感（痺れ）があり、時々下肢に痛み、痺れがあったが、術後の後遺症といわれていた。また仕事にも影響がなかったので気にしないようにしていた。その後、気だるさが出るようになり、５年ほど前から仕事中、右半身（頭部から右下肢全体）に痺れを感じ、整形外科を受診。しかし、ＭＲＩで異常はみられず原因不明で痺れがあるまま生活を送る。

２カ月くらい前から右下肢に体重をかけると右背部に痛みが出ることと、術前に症状のあった部位（右大腿四頭筋から膝蓋骨周囲）の痺れが強くなってきたので来館。症状の強く出る時間は決まっていないが、日に何度か痺れが強まる。

診断と治療

半身の痺れがあり、下頚部の曲がりから全体の曲がりを診た時、下頚部の曲がりよりも腎臓部の曲がりの方が強く、バランスをとるかのように、肩を緊張させている姿勢でしたので、まずこの3ヵ所での曲がりを頭に入れ治療に移りました。

下頚部の一方の湾曲、腎臓部の湾曲に食い違いが起きると血液循環が悪くなり、高血圧や運動神経の異常、あるいは右半身の異常を起こし、痺れや麻痺が残るものと思います。また、必ず下頚部と腎臓部が同一方向に曲がると右半身が痺れ、下頚部が左、腎臓部が右に歪むと高血圧を伴うことがあります。

ポイントを置いた治療として、下部胸郭を骨盤と同調させるため、右の大腰筋と腸骨筋の緩め、第11・12胸椎を矯正しました。

上部と下部の胸郭を同調させる目的で骨盤を調整し、さらに下頚部から上胸部の調整を右横臥位で行ないました。

一般操作での右上部腰椎と腹部の緩めは特に痛がりましたが、治療すると右半身の痺れは弱まったり、下肢全体が温かくなります。これによって下頚部と骨盤帯とのバランスが良くなり、頚から下肢までの痺れは軽減され治っていきました。

最後に、顔の痺れが残ってしまいましたが、上頚部の治療をていねいに続けたところ、少しずつ症状が軽減してきました。頭部の痺れが残ったのは胸郭上口部を矯正したために、一時的に上頚部に歪みが集中したためだと考えられます。

頚椎上部の持続的治療法

伊那長生館

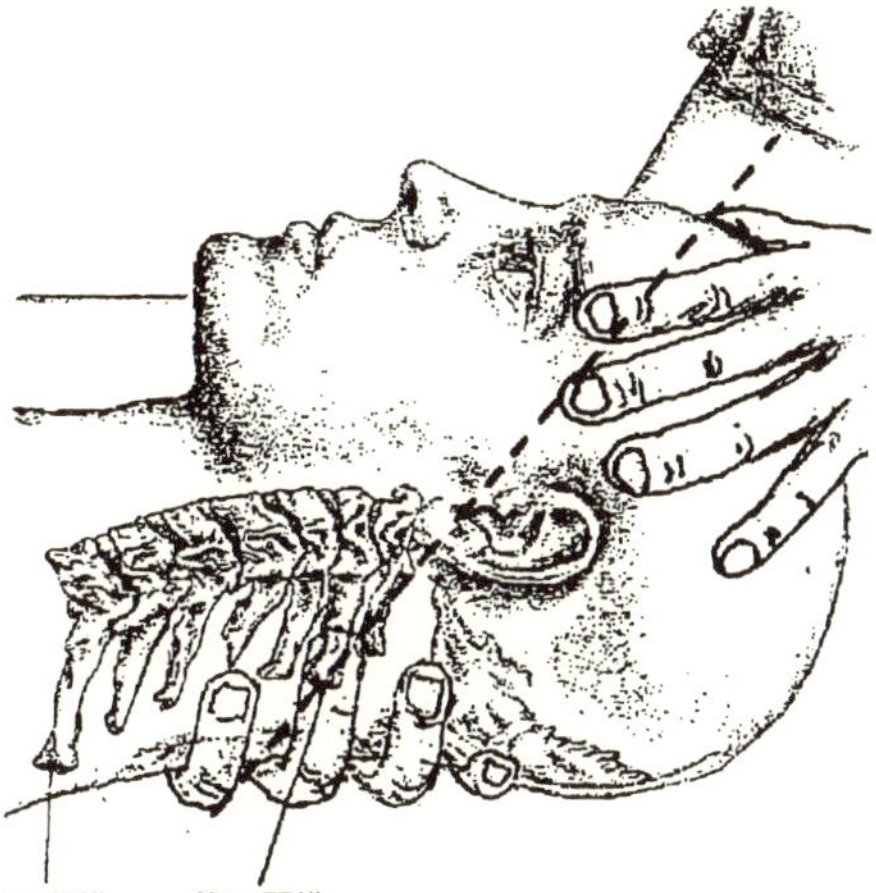

図一 - 2　頚椎の矯正

頚椎上部においては関節の可動域が大きく、転位の起こしやすい環軸関節（第1頚椎と第2頚椎間）の回旋の転位をいかに正しく矯正するかが重要だと思います。とても繊細な部位ですので、首の筋肉の弱い人（特に若い女性）や高齢者は、特に気をつけて矯正しなければなりません。

特にめまい、偏頭痛、三叉神経痛、後頭神経痛、顎関節痛などは頚椎上部の持続的治療によって治療率が上がりました。

環軸関節の軸椎が右に回旋していると、胸郭上口部が右側に側屈しています。しかし人間は目線を水平に保とうとするために、頚椎上部で代償性の曲がりをつくります。そこで頚椎のバランスをとるためには、胸郭上口部を水平に戻した後に頚椎上部を矯正しなければなりません。

軸椎の右回旋を矯正するには、支え手（左手）の拇指と矯正手（右手）第3指間の力線（図一－2の点線部）をイメージしながら、頭部からゆっくりと左側へ回旋させます。患者さんの苦痛のないところで30秒～1分ほど（個人差あり）停止し、またゆっくりと戻します。

これで軸椎の右回旋が矯正されます。

◎持続的矯正法の応用について

頚椎の前湾が強い人、前後方向への亜脱臼のある人は、顎を軽く引くように術者の手で調整し、頚板状筋、後頭直筋、頭斜筋などをストレッチさせながら持続的に矯正を行なうと良い結果が得られます。

また頚椎3・4番の側屈の曲がりを矯正する場合は、患者さんの頚部に角度をつけて持続的に矯正するのも良いでしょう。

◎持続的な矯正が有効な理由

①矯正に対して恐怖心を抱いている人に、力を抜いてもらった状態で矯正ができる（安心）。

②後ろから前への押し込む力がかからないので、矯正による亜脱臼を防ぐことができる（安全）。

③椎体（椎間）の転位を、自分のイメージした方向に矯正できる（確実）。

最近、治療させていただいて気づいたことですが、患者さん（特に高齢者・若い女性）の頚椎が弱くなっていることと、矯正の際の矯正音に対して恐怖心を抱いている人が多いように思われます。そのような患者さんに対して絶対的信頼を得た上で矯正できればよいのですが、不安な状態で矯正を行なっても、あまり良い結果が得られません。

整形外科医からも批判的に見られている矯正の手技に対して、持続的な矯正法は安心、安全、確実に行なえる手技ではないかと思います。

腰痛と第8胸椎部の両膝での矯正

豊橋長生館

腰痛と、それに関連する様々な症状で来館される患者はかなり多くいます。

腰痛の主な原因は大別して、腰仙上下の異常、腎臓中枢異常、あるいはその双方ですが、また第8胸椎の異常と、頚椎、特に下頚の異常が重なることが多いと思われます。

しかし両側の臀部の痛み、仙骨や尾骨部を含めた骨盤全体の痛みは治し難いものがあり、懸命に治療しても腰仙の上下、腎臓中枢、下頚などに目立つ歪みがないのに苦痛を訴える患者も多々あります。

診断と治療

三〇代の男性が腰痛で担ぎ込まれてきましたが、まったく身動きができず、伏臥の状態で診断しました。左肩甲骨の下端に圧痛と異常な筋の硬縮と、第8胸椎の転位が認められましたので、そこだけを「拳」で強力に緩めたところ、自力で起き上がることができました。また、担架で運ばれてきた六〇代の腰痛の患者さんが、主に第8胸椎の周囲の操作で動けるようになった症例など、第8胸椎の周辺を操作すると様々な好結果が出た症例は数多くあります。

このように腰痛やそれに伴う症状が軽減することから腎臓中枢、腰仙の上下、下頚と併せ、第8胸椎周辺の異常は腰痛や臀部、骨盤周辺の痛みなどを生じさせ、体幹の健康状態を維持する上で、大きな比重を占めている部位だと思います。

一般的に第8胸椎付近の施療は、その周辺の筋をしっかり緩めた後、偶力《ぐうりょく》を用いた回転による背椎の矯正、「楔《くさび》」による矯正、患者を横臥にして膝で押し下げる矯正法などをていねいに行なうことが大切です。

そこで、前屈、後屈の両方に痛みを訴える患者、両側の臀部が痛み、立っていることも、座っていることも、腰掛けることも困難な患者や、座ると尾骨部が痛い患者、骨盤全体が痛くて歩けない患者、会陰が痛む患者など多くの患者さんに治療を施してみました。

尾骨痛などに対し、患者さんにできるだけ苦痛を与えず、より簡単に、より確実に施療効果を上げる方法として、第8胸椎の周辺を両膝を段違いに使って矯正することにより、治し難かった腰部、臀部、骨盤周辺の諸症状を比較的簡単に除去、あるいは緩和できるようになり、今まで教えていただいた施療法と併せて行なっています。

前述したような患者さんたちは、一般的には第8胸椎が右、第10胸椎が左に捻じれていることが多いと思われます。

矯正方法は第8胸椎の棘上突起の左に左膝を当て、第10胸椎の棘上突起の右に右膝を当てて構え、膝頭が緩まないようしっかり締めて、絶対に前に突くことなく、膝が患者の背面に当たり、術者の膝頭が背面と並行に動いて矯正できるように構え、両膝を左右同時に引き上げて矯正します。

「捻じれ」が反対の場合は、膝を逆に使えば良いでしょう。また、施術時には患者をベッドに腰掛けさせて行なうと、矯正しやすいです。

両側の臀部に異常を訴える患者には、躊躇なくこの矯正を行ない好結果を挙げています。

横隔膜の支持は第7、8胸椎と第1腰椎

腰痛の患者さんは仙腸関節の歪みが主な原因であることが一般的です。そのため仙腸関節を調節調整できればいいのですが、あまりに腰痛や仙尾部が痛い時は第7・8胸椎の調整が功を奏すると考えられます。

横隔膜は胸腔と腹腔を境して、ほぼ楕円型の腹膜腔を作っています。上部は胸腔と境する円蓋状の横隔膜によって、下部は骨盤底筋によって、また背面は腰椎と腸骨によって、

前面は腹直筋によって囲まれ、腹膜腔が形作られています。

腹部の円蓋をなす横隔膜は胸骨から肋骨弓に付着し、背部は下方に伸びて第1、2腰椎部に固定されています。横隔膜は腹腔をバランスのとれた楕円型の腹膜腔を保つために、このように作られたものと考えられます。

横隔膜には腹部臓器中、最も大きく重い肝臓（約一二〇〇グラム）を吊り下げています。また心臓は心嚢が横隔膜に密着しています。横隔膜に固定されている第1腰椎部には腎臓の腎門、膵臓、腹部内臓への血管、太陽神経叢、胸管などが位置しています。

第1腰椎は多くの臓器に支えられているので、この歪みは様々な疾患を起こす原因となっているのです。まさに肝腎要の腰です。そこで腰椎の下方の調節には横隔膜のついている部位が正常であることが大切です。胸部では胸骨から肋骨弓の付着部を支えている肋骨は主に第7・8肋骨です。この肋骨を支える胸椎は第7・8胸椎に最も負担が掛かっていることでしょう。

胸椎部を直接調整することが困難な時は、第7・8胸椎を調整することによって腰椎部を調節することができるでしょう。腹腔をなす腹膜は連続する一枚の漿膜《しょうまく》です。この膜と腹筋を正常に戻すことは、腹膜をも正常な形に調整することになるでしょう。

五十肩を脊椎・仙腸関節から調整

たんぽぽ治療院

中年の男性で、ワイシャツを着る時に袖に腕を通そうとすると、肩が痛くて着づらいと訴える人がいます。また重い荷物を持ったわけでもないのに肩が痛くて、眠れないという人もいます。

中年を過ぎる頃から、かなり多くの人がこのような肩の痛みに悩まされます。髪をとかそうとすると肩に痛みが走る、腕を上げることができない、帯を結ぶことができない、夜になったり、冷え込んだりすると肩の痛みで眠れない、などの症状を訴えます。

五十肩の患者さんを注意してみていると、急性にきた場合には、非常に痛みが強く、まったく動かすことができないことが多く、慢性的にジワジワとなった場合には、痛みは強いが腕を動かさなければ我慢できる程度という二通りがあるようです。

では、五十肩というものを現代医学ではどう定義しているのでしょう。五十肩は五十腕ともいいます。医学事典で調べてみると、

「一般に四、五〇歳頃に起こる原因不明の肩の痛みであり、同時に肩関節の運動障害、特に外旋、外転が冒されるものをさしている。したがって、本症は一つの症候群である。今まで知られている疾病では、肩甲関節周囲炎、変形性肩関節症、肩関節拘縮《こうしゅく》などがこれに相当する。その中でも老人性の肩関節周囲炎がもっとも多い……」

などと説明されています。いわゆる五十肩というのは、直接の原因がよく分からない肩の痛みということです。

診断と治療

肩の関節は肩甲骨の土台に腕を吊り下げている状態の関節です。肩甲骨の関節窩は上腕骨の関節頭よりもずっと小さく、三分の一くらいしかありません。関節の構造としては最も不完全で、外れ易くできています。そのため関節を包むように六つもの筋が重なって着いて連結しています。

また、胸部には大胸筋が鎖骨、胸骨、腹直筋鞘部から起こり、上腕骨（小結節稜）に集中して着き、物を抱き込む働きをしています。

そして背部には、上半分に僧帽筋、下半分には広背筋という広い筋が二分して着いています（図一－3）。僧帽筋は頚椎、胸椎から肩甲骨（肩甲棘）に着いて肩甲骨を保持し、広背筋は胸椎、腰椎と骨盤から上腕骨（小結節）に着いて、上腕骨を保持しています。僧帽筋は肩甲骨を動かし、手が最も効率よく働くことができるよう、上腕の土台として支持しています。

一方、広背筋は背骨や腸骨、仙骨からたくさんの筋線維を上腕骨（小結節稜）に着け、上腕骨を安定して運動させています。

肩関節は構造的に不完全関節です。それゆえ関節の回りを包んでいる複数の筋（回旋筋腱板）で保持するばかりでなく、肩甲骨の関節窩と上腕骨の関節頭の結合部を正確に合わせなければなりません。

肩甲骨を安定させるのは僧帽筋です。上腕骨を正確に肩甲骨に結合させるのは広背筋です。腕を支えているのは腰であるといえます。

症例1――肩関節の筋肉のバランスを整える

肩関節は非常にたくさんの筋肉が集まることによって、関節運動がリズミカルに行なわれているところです。一度、筋肉の力のバランスがくずれるとその自由運動の軸の狂いとなり、運動制限と痛みが起きてきます。

この場合、特に関係するのが大胸筋、肩甲挙筋、菱形筋、広背筋、僧帽筋上部、僧帽筋

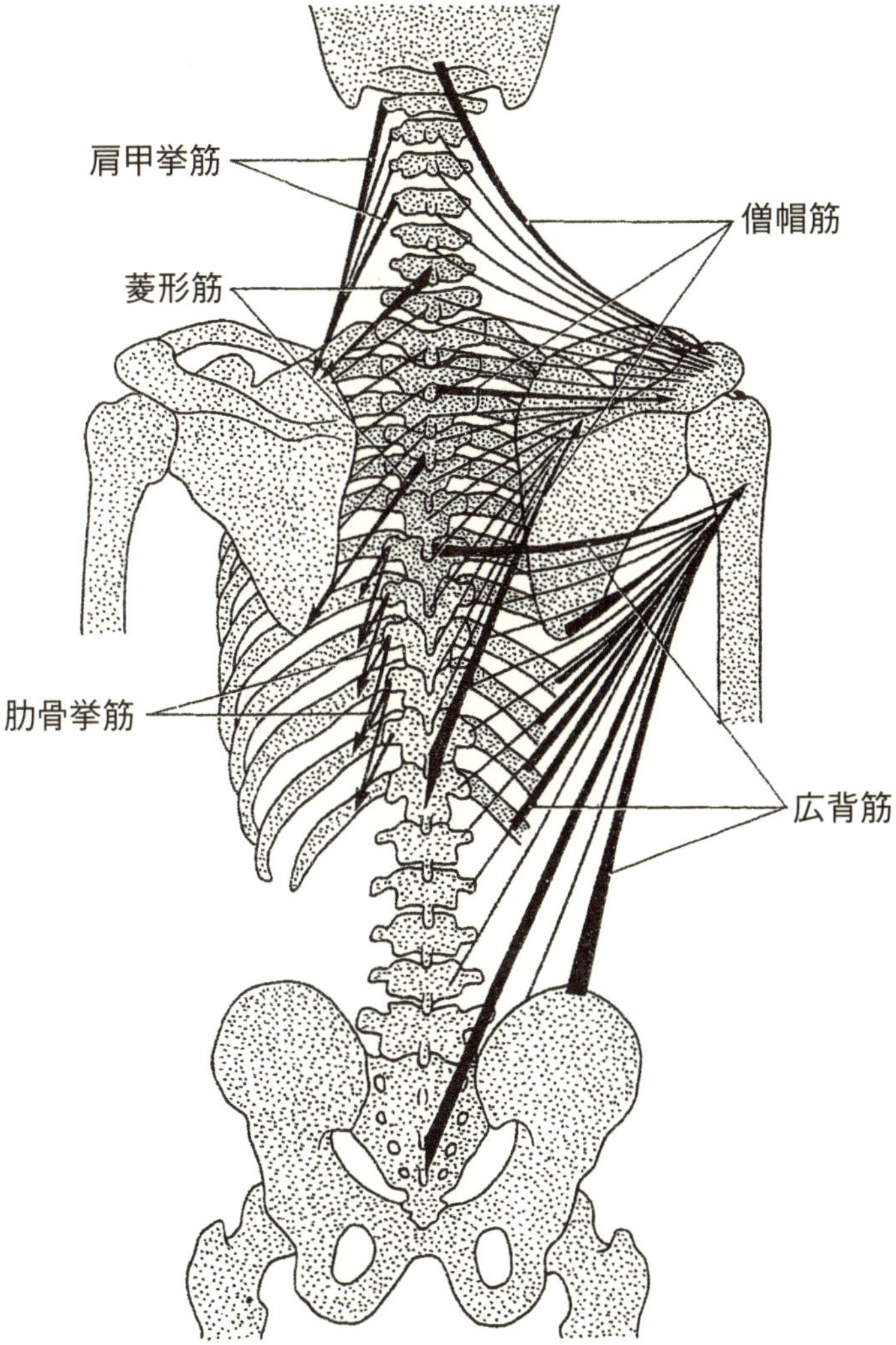

図一-3　僧帽筋と広背筋の起始と停止

下部、前鋸筋などです。簡単にいえば肩の上部、背中（肩甲骨の周囲）、胸部（前面）と三角筋をていねいに指で弛めると、痛みがなくなり治癒します。

症例2――背骨の異常を治す

支配神経の異常は、背骨（頚椎・胸椎）の曲がりによって起こるものです。

肩関節を保持する筋肉を支配する神経は腕神経叢の協調によるものです。また僧帽筋を支配する副神経は運動神経だけを含んでいます。脊髄神経は運動と知覚を支配しています。だから第2頚椎から異常（曲がり）があると、ここから出る神経が異常となり、肩の痛みなどをもたらします。

また第5頚椎から出る神経は横隔神経と関連しているため、肩の痛さと同時に息苦しさも感じることがあり、患者さんの中には心臓でも悪くて腕が痛むのかと不安を訴える人もいます。自動車事故でムチウチ症になった人などが肩や腕の痛みを訴えるのは、環軸関節や第3～5頚椎間に異常があって、ここから出る神経に痛みを生じたためです。

このような時は、背骨の中心にある突起（棘上突起《きょくじょうとっき》）を指で触れていくと、異常な箇所には必ず痛みがあります。これを矯正すればよいのです。

症例3――肩鎖関節の異常――わきの下を突き上げる

肩鎖関節の異常によるものは、ほとんどが関節の亜脱臼（ずれ）で、運動選手のように上肢をよく使う人たちに多く見られます。肩鎖関節は肩甲骨と鎖骨との間の関節で、非常に小さな関節ですが、この部分がずれると、五十肩と同じように運動制限として、特に手を口にもっていくことができなくなり痛みが起こります。この場合、特徴は肘《ひじ》が伸びなくなることです。

五十肩と思っていたものが肩鎖関節の亜脱臼であった場合には、両手を組み合わせ、腋《えき》窩部《かぶ》（わきの下）を押し上げるようにしてから、トンと突き上げます。コツンと音がすれば痛みと運動制限はその場で治まります。押し上げても音がしない場合は、後方から片手で肩甲骨を押さえ、他の手で肩鎖関節を後方へ引き起こすようにグーッと引くと、ほとんどの人がキクッと音がして治ります。こんなことで、かなり多くの人が五十肩と思い込んでいた痛みから解放されます。

症例4――仙腸関節を調整する

腰が重く、時々、腰が痛むという症状を放置していたために、五十肩を起こしてしまったという五〇代の男性。

腕は腰椎と骨盤に起始する広背筋によって支えられています。最も厳密に上腕を支えているのは腸骨と仙骨からの筋肉です（図一－3）。

仙腸間節の歪みは上腕の支えを不正確にし、肩甲骨との関節面を正確に結合できず、微妙に歪めてしまいます。

脊柱の調節をするために、先ずは仙腸関節の調整をします。仰向けの状態で片方の下肢の膝を曲げ、股関節を屈曲させて回内位から強く外転位にして、足首を持って素早く対側に引く矯正をします。これを両足とも行なうことによって、仙腸関節を含む骨盤の調整が可能です（第二部の図二－3を参照）。

腰部の調整が十分であれば、肩関節の適合も正常になり、肩の痛みが解消します。

不育症（習慣性流産）の治療体験

掛川長生館

不育症（習慣性流産）とは、妊娠はするのですが、流産、死産によって生児が得られない場合を不育症といい、三回以上連続する流産を習慣性流産といいます。

平背の特徴と弱点は、平背湾曲とともに骨盤の前後幅が薄く、寛骨が広がっているので横への動きには強いのですが、前後の動きには弱いのです。胸郭、腹腔が扁平状になっていて、仙骨が後屈（起き上がり）しているので、子宮も後屈しやすくなっています。胸椎の角度に伴い肋骨が挙上するので、横隔膜の緊張が強くなります。

患者　三〇歳　身長一六三センチ　体重四九キロ　職業デスクワーク（パソコン操作）。

主訴　腰痛　一年ほど前より腰に痛みが出始め、最近になって腰の痛み、下肢の冷え、だるさがひどくなり、椅子に座ったまま前に出る時や、腰痛体操で腰を回す動きの時に痛みがある。

診断と治療

患者さんは再診時に習慣性流産でこれまでに三回も流産して、悩んでいることを話してくれました。

身体の状態　腰の痛みをかばっているからなのか、下肢（大腿四頭筋）に力が入り過ぎているような形で立っている。立位、うつ伏せだと第5腰椎と仙骨の前屈が強い感じで、仙骨の側屈、回旋はほとんどありません。

治療　本来、平背の腰椎は後屈気味であることが望ましいのですが、仕事や体操によって腰仙の前屈が強くなってしまったことにより、痛みが出るとともに、妊娠しても育ちにくい環境になっているのではと考え治療しました。

うつ伏せが辛いので横臥位で弛め（特に下頚、第8〜10胸椎、股関節）。腹部の操作では大腰筋、腸骨に刺激を入れる感じで弛め、横隔膜の過緊張を取るように操作しました。通常、女性は腹式呼吸をしないのですが、横隔膜の緊張を取るためにストレッチ感覚で腹式呼吸（妊娠の可能性がある場合はやらない）を意識的に行なってもらい、背部から腎臓部に引き上げるよう矯正します。さらに立位にて骨盤を後屈気味の姿勢で、膝を締めるように押します。

経過　数回の治療をして腰の痛みがなくなった頃に妊娠。しかし四回目も流産してしまいましたが、幸いにも五回目の妊娠で無事出産しました。

不育症の原因は様々な障害により起こりますが、子宮広間膜が仙腸関節の辺りについているため、骨盤の歪みは最も悪影響を及ぼすものと考えられます。

仙腸関節を左右均等に保つためには、脊柱の生理的湾曲を正常に調整することが最も大切です。

腎臓病の治療――IGA腎症の治療例

静岡上足洗長生館

八年ほど前から血尿と蛋白尿が出るという「紫斑性腎炎」で来館された大学四年のU君の治療例について報告します。

来院時は色黒で身体が大きく、運動好きの中学生でした。腎臓が悪い人は色白で、どちらかといえば華奢な身体のイメージがあったので背骨を診ながら、「腎臓の曲がりはない、そんなに悪くないよ。しばらく通院してみたら」ということで、中学から高校まで月二回くらいの治療をしました。その後、大学に入ってから見えなくなり、大学二年の春ごろから調子が良くないということで、県立総合病院で二か月ほど検査入院をし、続いて月一回の検査通院の帰りに矯正治療を受けるようになりました。

IGA腎症という腎臓病は、腎臓で血液をろ過して尿をつくる糸球体に異常が起きて、赤血球やタンパク粒子が尿の中に漏れ出し、少しずつ腎臓の機能が低下していく病気で、以前は不治の病といわれ、最終的には腎不全となり、透析しなければならなくなる疾患でした。

腎炎の発症の原因にヒトの体の免疫システムが関わっているのではないかと考え、腎炎を治療するためには腎臓だけを診るのではなく、その病気を起こしている根本の原因を見つけなければならないと、思いました。

身体の不調は慢性上咽頭炎が原因で、鼻うがいをすれば関節炎、喘息、大腸炎、アトピー、花粉症、腎臓病、肩こりなどと共に治療ができるといわれています。

診断と治療

免疫システムに関わる細菌やウイルスなどが侵入してくる場所、つまり咽喉や鼻道で起こっている感染症の治療法を思いつき、「上咽頭」という鼻の奥の、口蓋垂（喉ちんこ）の裏側に位置する部位に注目し、治療を続けました。すると、しつこく続いていた血尿が消えたり、ネフローゼ症候群（大量のタンパクが尿に漏れ出し、むくみが生じる腎臓病）の再発が起こりにくくなったりと、実際の診療で治療効果に手ごたえを感じる現象が次々と起こり、世間ではほとんど注目されていない、この部位が免疫疾患において極めて重要な働きをしているのだ、と確信できました。

腎臓を守る部位は第1腰椎を中心とした脊柱の治療を行なうと良いでしょう。この部位に太陽神経叢も位置するので、自律神経や免疫系の働きを高めることになります。

また、患者さんからは肩こりがなくなった、頭痛が消えた、花粉症が軽くなった、風邪をひかなくなったなどの報告があり、「上咽頭」には免疫だけでなく、きっと何かほかにも作用することがあると着目し、慢性上咽頭炎について調べ、「対症療法ではなく根本治療で疾患の根治を目指す」治療方法として、家庭で簡単にできる「鼻うがい健康法」をすすめることにしました。

大学三年になった四月にU君が治療に見えたので、質問してみました。

「クスリは少し減って、血尿は少し良くなったようです。でも、タンパクはあまり変化ないみたいです」

と、なかば諦めたような感じでした。

「腎臓病の血尿、蛋白尿が出るＩＧＡ腎症という病気は治療法によっては治るらしいよ」と話しました。

「僕がＩＧＡ腎症で今、病院に通院しているのは、将来透析しなければならないので、その時期を延ばすためにプレドニンを服用し治療しているのです」とのこと。

プレドニンの量は平成二三年の五月に来館したときには一日五錠、二四年の三月には一日〇・五錠に薬は少なくなり、鮮血反応は随分良くなったが、蛋白尿については蛋白数値八〇〇～一五〇〇（正常値は二〇～一二〇）は、あまり変化はないということでした。

長生療術で治すことができない自分が恥ずかしかったのですが、思い切って「鼻うがい治療」をすすめている堀田先生のことを話して、「現在の病院の治療では将来的には透析になってしまうかもしれない。仙台の堀田先生のクリニックを一度受診してみたら」と勧めました。

その後、U君の母親から「夏休みになったら仙台に行ってきます」と連絡があり、八月に両親と二～三か月入院のつもりで仙台に行かれました。そしてその翌日、仙台名物の土産を持って来館され、

「先生、僕の腎臓、治るそうです。休部していたラグビーもしていいそうです。学校を卒業したら消防士にもなれるそうです。上咽頭の治療は名古屋の病院を紹介していただきました。ありがとうございました」

「良かったな、本当に良かった」

と、自分の能力不足で治すことができなかったことは申し訳なかった気がしましたが、

「一人の青年が将来、透析患者にならなくて済んだ」ことの方が自分の見栄やプライド以上の喜びを久々に感じた瞬間でした。

腎臓と太陽神経叢

免疫系の不調による腎症は第1腰椎の調整によって治療効果を高めることができます。第1腰椎には腎門が位置し、腎動脈神経節を含んだ太陽神経叢があります。また、迷走神経はそこから腹部内臓に広がり胃、十二指腸、横隔膜が固定されています。

また迷走神経は横隔膜や肺に舌咽神経とともに密接にかかわり、咽頭から腹部内臓まで協調をはかる役割を果たします。

ここに示した腎症の治療に際して、腰椎部の治療を丁寧に施していたために腎症の悪化が抑えられたといえるでしょう。

また、上頚神経節のある頚椎も治療したことで、咽頭部の免疫力も低下させずに維持されていたと考えられます。

中学からの脊椎矯正治療がＩＧＡ腎症の進行を抑え、治療の方向を示してくれた症例といえるでしょう。

腹部操作

長野長生館

背中の固い人は、腹部も固くなっている人が多くいます。

腹部に触れて診察すると、固い人や冷たい人がいます。

腹部が異常に固い人の特徴は、手術を受けたことのある人、胆石などの結石を持っている人、肺臓疾患のある人などです。

触診して腹部に異常を感じる時は、間もなく血圧が異常に変化を起こしたり、心臓発作を起こしたり、内臓疾患がかなり進行していたり、という人が多く見受けられます。

腹部の状態はその人の体力、内臓力、生命力を現わします。

健康で長生きしている人の腹部は温かく、しなやかなものです。ということは、人は体内に何かの異常が起こると、必ず腹部に何らかの異常を知らせるサインが発生して手当てを求めるのです。手当てによって、その異常のサインが消失すれば健康になるといえます。

一つの症状を例に挙げますと、不妊症の患者さんの腹部は、固かったり、冷たさを感じたり、何か異常を指先に感じ、これでは妊娠できないな、という感じを受けます。

このような人は背骨を整え、骨盤を調整して、さらに胸部を調整します。特に横隔膜部、鼠径部をていねいに弛めると腹部の状態の良くなったことが実感できます。

女性や高齢の人はていねいに腹部を弛めると、便秘や腰痛などが治ります。臍《へそ》を中心にして両手を当て、艪《ろ》を漕ぐように波うたせるように、手のひらを動かしてほぐします。五、六分、強過ぎないように繰り返して行なえば、内臓も快調になります。

また、便秘を解消したい時は、右下腹部から左下腹部に向って、ぐるぐるマッサージすると便秘が治りやすくなります。

お腹を気持ち良くすることを願って腹部を操作することが大切です。

第二部

手当ては医療の基本

誰でも「手当て」をやっている

子どもを育てている母親は、子どもの手の温度で、今ぐずっているのは眠くなっているからだ、具合が悪いのではないと判断し、あるいは痛みのある場所に手を当て、さすってやったり、手のひらにしっかり包んでやったりして、痛みをやわらげています。

また年老いて腰が痛い、膝が痛いという時には、手は知らず知らずに痛いところをさすったり、なでたり、押したり、叩いたりしているものです。このように、手は本能的に痛みなどのある場所に触れ、診断をし、治療をしています。重い病人は、注射や薬より看護している人の手に触れることにより、楽になり安心できることを実感しているのです。

病気や傷を治すことを「手当て」というのはこのためで、手当ては医療の基本です。ところが、最近の医療では、こんな昔風の言葉では病気を治すことができないと思っているのか、「処置」するという言葉を使っています。「手当て」と「処置」、いずれも手を使って行なうものですが、「手当て」という言葉には体温のぬくもり、命の交流、生命力を感じるのに対して、「処置」という言葉には、人と人の間に冷たい道具が介在して、心の通わぬ機械的な感じを与えます。まさに医療機器による冷たい処理を感じさせられます。「手当て」の温かみは病《やまい》ばかりでなく、病気の「氣」を癒してくれます。

五十肩と腰

肩が重い、服の袖に手を入れようとすると、肩が痛くて服を着られない。背中に手を廻せない、腕を上に挙げて後頭部の髪をとかせない。夜、肩が痛くて眠れない。こんな症状は中年以後の人によく見られる症状で、いわゆる五十肩です。

一般に四、五〇歳頃に起きる原因不明の肩の痛みで、特に腕の外転、外旋運動が痛くてできなくなる。両方の肩が同時に痛くなることはめったになく、右利きならば左肩、左利きならば右肩に起こることが多い。後年、対側に起こることもあるが、利き腕を使わなくなった頃に起こることが多い。このことは、肩は運動しなければ五十肩になりやすいのだということが分かります。

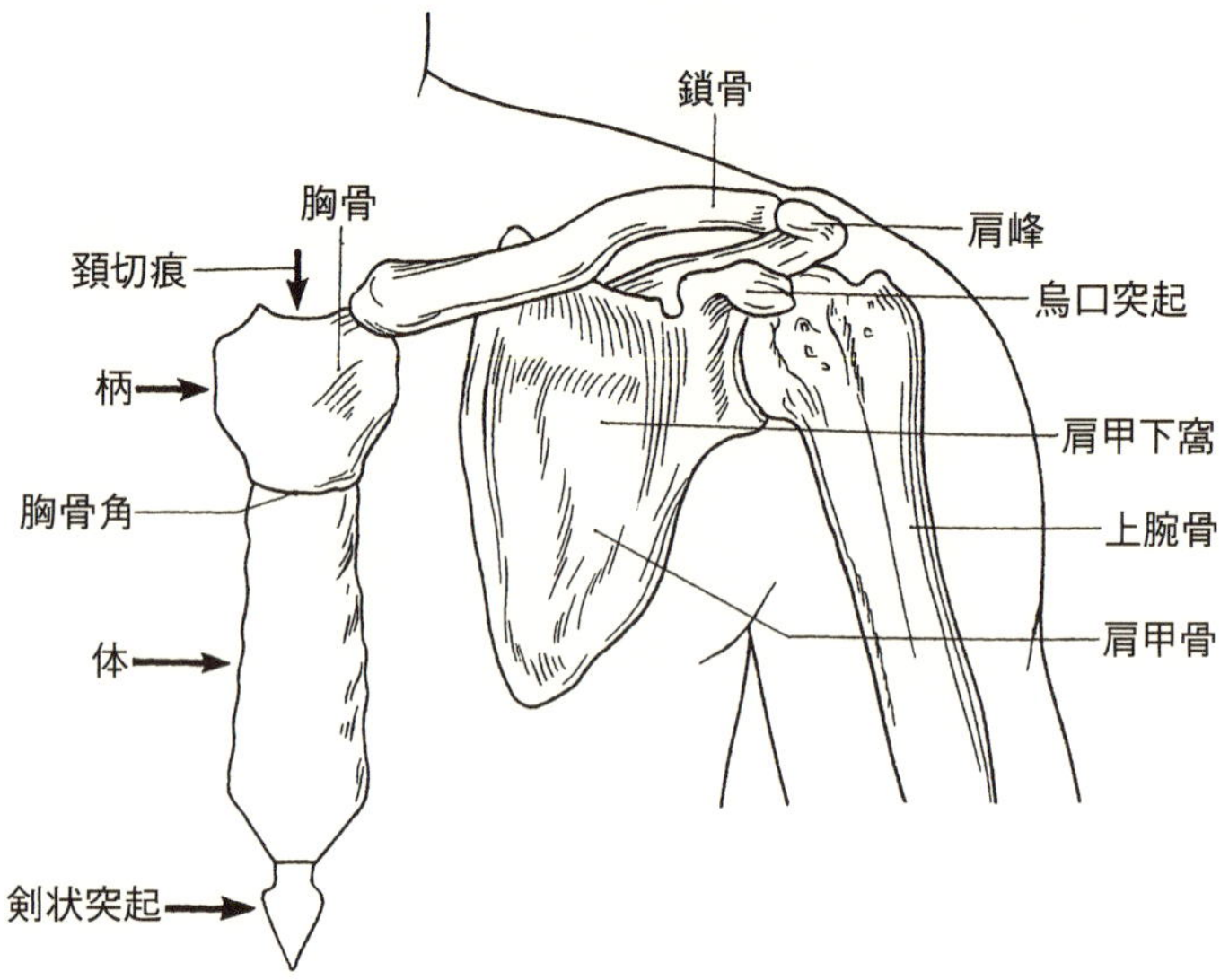

図二-1　肩関節

肩関節の構造と運動

肩の関節は不完全関節で、上腕骨を受ける肩甲骨の関節窩が、関節頭の大きさに比べて三分の一ほどしかなく、しかも浅いので、はずれやすく作られています（図二－1）。そのため、肩関節は肩甲骨からのいくつもの筋によって、まるで五本の指で上腕骨頭を摑んで、腕を吊り上げているように見えます。動きを優先して作られた関節なので、多数の筋が関節包のようについています（これを回旋筋腱板という。図二－2）。

腕を吊り下げている土台に相当するのは、肩甲骨ですが、肩甲骨は背骨（体幹）に固定されていません。

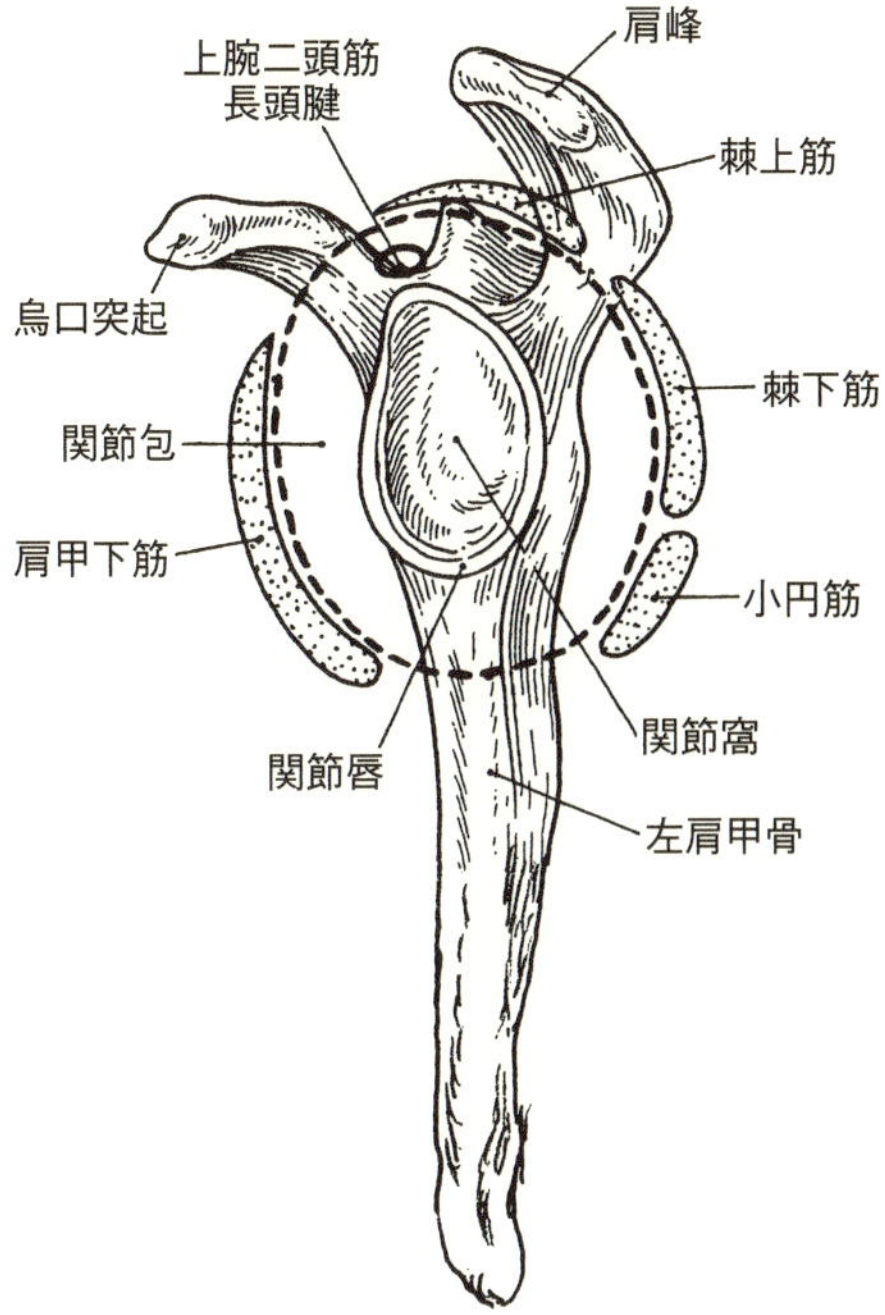

図二-2　回旋筋腱板
上腕骨の骨頭を包み込んで関節包のようについている

鎖骨がつっかい棒のように肩峰（肩鎖関節）と、胸骨（胸鎖関節）を繋いでいるだけです（図二-1）。

土台である肩甲骨は、僧帽筋によって頚椎から胸椎までの広い範囲から背骨に保護されています。また、上腕骨は広背筋によって、胸椎下部、腰椎、骨盤に広くたくさんの筋線維で支えられています。つまり腕は腰で支えられていることになります。ものを抱え込んだり、手を伸ばしたりするのは、前胸部全体に広くついている大胸筋によるもので、肋骨にも支えられていることになります。

この他にも、肩甲骨につく筋がいくつかあって、上肢は数多くの筋によって保持され、多様な運動ができる最も自由に動かせる関節です。

肩をすっぽり包むようについている三角筋は、内部の多数の筋が腕の作用方向を決めて収縮すると、外側から締め上げて肩甲骨を安定させています。また、三角筋は常に上腕を引き上げるように働いて筋収縮を続けています。

肩関節の多数の筋は、それぞれ収縮方向が異なるので、筋や腱の間には液体を入れた袋（滑液包）が挟まっていて、筋の動きを滑らかにしています。

こうして肩関節に関わる構造を調べてみると外れやすい関節を長短、多数の筋群が絶妙な調節のもとに、常時収縮をして腕を支えていることが分かります。微妙な調節が乱れれば、肩の動きがだんだん悪くなり、五十肩といわれる症状を引き起こすことが分かるでしょう。

肩は常に動かしておく方がよく、動かさなければ筋が硬くなり、萎縮も進み、滑液包の中の滑液にもカルシウム沈着が生じ、ますます動きづらくなり、ついには五十肩の痛みを引き起こすことになります。

肩こりや頚椎の歪みを生じれば、神経的にも障害が起きやすくなります。

近年、車社会のため歩く時間が短くなり、腰痛を起こしやすくなっています。腕は広背筋によって微妙な調節で支えられています。腰が痛めば、広背筋は離れている上肢を調整することが正確でなくなります。四〇歳くらいで腰が不調になれば、一〇年も調節不良のままにされた肩関節は、五十肩を起こしてしまうに違いありません。腰痛がさらに一〇年も続けば膝への負担が続き、膝の変形をきたし、痛みを生じることになります。

腰は肩も膝も安定させる、要《かなめ》の働きをしています。四〇歳で腰が悪くなれば、五〇歳で五十肩、六〇歳で膝が悪くなります。四十腰、五十肩、六十膝です。腰を正常に戻せば、五十肩も膝の痛みも治ってくることでしょう。

＊家庭でできる手当て

五十肩は腰からくると考えて、腰を調整しましょう。

それには図二‐3のように『膝回旋蹴り』を自分でするとよいでしょう。

①柱などに手を支えて立ち、片足の膝を曲げ、目いっぱい膝を内旋する（交叉する）

②膝を曲げたまま目いっぱい股関節を開く（股を開く）。

③反対側の足の向こうを力いっぱい蹴るように膝を伸ばす。

この運動によって股関節や仙腸関節など、腰回りの調整が行なわれます。

毎日、風呂から出たら二、三回、両足とも行なえば腰の安定、ひいては肩関節の安定が維持されるでしょう。

腰痛と横隔膜

一〇年以上前から腰痛と左足の痛みを訴える六〇代の男性は、整体でも良くならないと諦めていました。そこで全身を一時間ほどよく弛め、最後に仰向けなってもらい、右季肋部の肝臓の辺りを指で軽く押しました。翌朝、それまでずっと続いていた左足の痛みが大変軽くなり、腰の痛みも楽になっていたと、よろこばれました。

三日後、さらに全身の揉みほぐしと、今度は一時間近く右季肋部を指圧のように軽く押し続けました、なんと一〇年以上も悩んでいた腰痛と左足の痛みがほとんど治ってしまったのです。

五十肩の人も右肩痛の時は右季肋部を、左肩痛の時は左季肋部を弛めると痛みが消失し

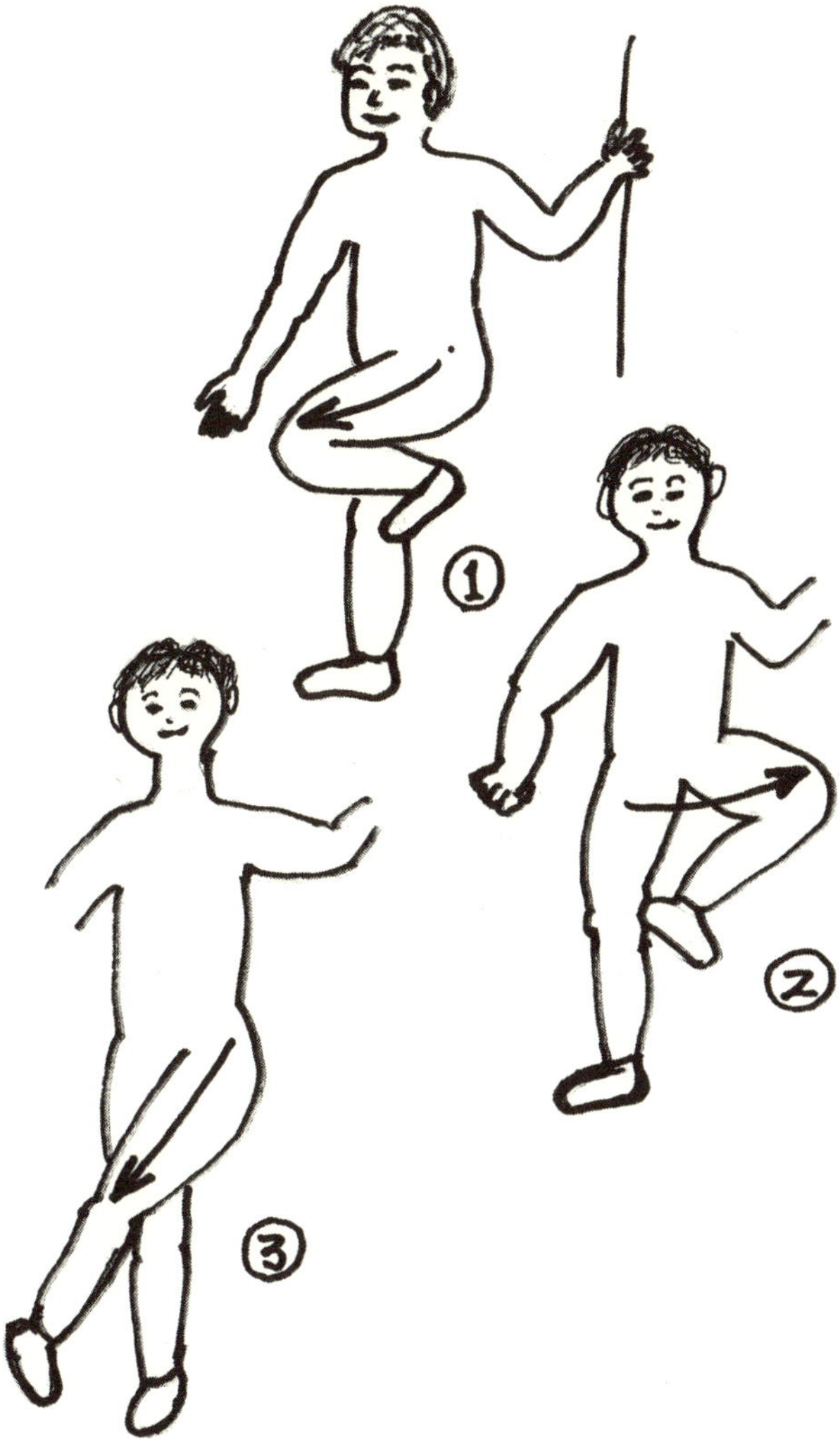

図二-3 〝膝回旋蹴り〟運動

ます。もしも季肋部に緊張があるようなら、そこをしっかり弛めれば腰であろうと、肩であろうと、首であろうとほとんど良くなります。

季肋部を弛めるとなぜ、効果があるのか。

体は筋膜、滑膜、腹膜などといった膜によって器官は包まれ、ひと続きに繋がってバランスを保っています。例えば横隔膜は季肋部から腰椎まで繋がって着いています

胸腔と腹腔を境するドーム状の横隔膜は、剣状突起から肋骨弓に付着し、背部の第1、2腰椎部に着いています（図二－4）。

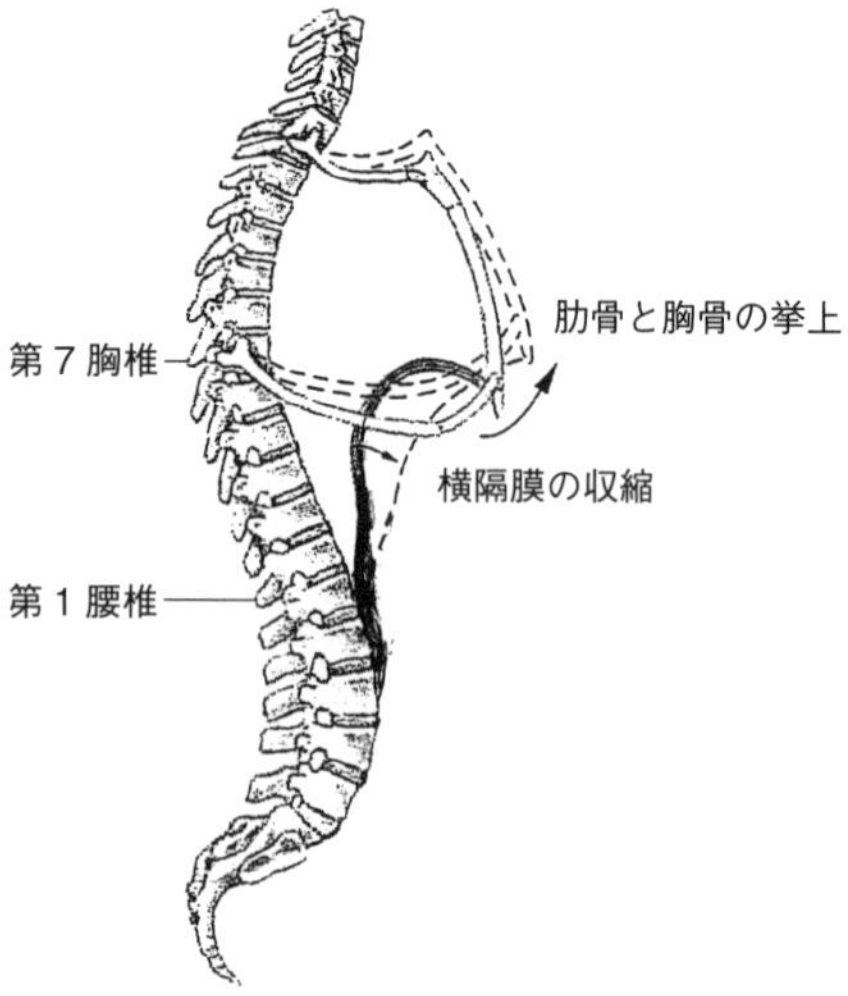

図二-4　横隔膜の付着部位

剣状突起（胸骨）部を支えているのは第7、8肋骨になりますが、脊柱にとっては第7、8胸椎が肋骨を支えていることになります、

つまり横隔膜は脊柱においては第7、8胸椎と第1腰椎によって支えられていることになります。

季肋部に引きつれが起これば肋骨や腰に歪みが生じ、痛みを引き起こすのです。引

きつれを弛めて、歪みを取れば全身状態は良くなることが期待できます

膝の痛み

四つ足から二足歩行に変わったヒトの足は、下半身に無理を生じることになりました。特に膝関節に対して負荷がかかるのは、当然のこととなってしまいました。

そこで膝への負担を軽減するために、腰椎部を前弯し、膝にかかる体重を前後に分散するように脊柱を変えてきました。

姿勢を大きく変えて、膝への負担を軽減して、二足直立歩行を果たしたのです。しかし腰が痛み、姿勢も悪くなれば、当然膝への負担が強くなり、膝痛を生じます。

●膝の痛みの原因

①膝関節に関係する骨折。

②膝関節の脱臼。

③膝関節の亜脱臼（捻挫）。
④関節異物による痛み（関節ねずみ、運動選手など）。
⑤半月板損傷（運動選手などに多い）。
⑥関節リウマチ。
⑦オスグートシュラッテル病（一三〜一七歳の齢に多い）。
⑧その他、細菌性の炎症。
⑨仙腸関節や骨盤の異常により、関節が異常な重力的負荷がかかって起こる痛み。
⑩臀部から下肢にかけて特殊な筋肉を包む腱《けん》や、筋の力のバランスの崩れによるもの。
⑪老人性の骨の変化による痛み。
など、いろいろあります。

●仙腸関節と痛みの関係

仙腸関節、骨盤の異常からくる膝の痛みは非常に多く見られます。なぜ、これらの異常が膝の痛みと関係するのか、考えてみましょう。

膝は二本つなぎの骨のつなぎ目であり、また、さらに最も重力に対して抵抗運動を余儀なくされているところです。その補強材の役目をしているのが、脚の筋肉であり、靭帯《じんたい》、下肢なのです。

脚の筋肉や靭帯のうち大腿の筋肉は、みな骨盤から発して下腿《かたい》（膝より下）の骨に付着し、一方、下腿の筋肉や靭帯は大腿骨の下の端に付着しています。これらの筋のバランスによって膝関節ができているのです。そのため、骨盤の仙腸関節や筋肉・靭帯の付着部位の異常は、膝の異常につながってくるのです。

また、その筋肉を支配する神経の異常も、脚を支配する神経に影響を与え、同時に筋肉や靭帯の異常を発生させるのです。

＊家庭でできる手当て

症例１　中学・高校生が苦しむオスグートシュラッテルの治し方

オスグートシュラッテル病とは、一三〜一七歳の発育期の男子に多く、両膝または片膝に痛みが出るものです。激しい運動や遠足で膝を使う時には痛みに悩まされます。子どもを持つ親としては、なかなか治らないので、不安感をつのらせるのです。成長するにつれて知らず知らずのうちに忘れたように治ってしまいますが、子どもに痛みを訴えられると、何とかしなければと悩むわけです。

そこで、こんなことをやってあげてください。

子どもを立たせて、膝の上部外側「腸脛靭帯下部」を圧迫すると痛いところがあります。そこを子どもが「アイタタタ……」とちょっと痛がるくらいの強さで、二〇回くらいゴリゴリと拳骨《げんこつ》で弛めてやると、すぐにその場で痛みが消えていきます。立ったり座ったりさせて、ためしながら、八〇パーセントくらい痛みが取れるまでやると治すことができます。また痛みを訴えることがあったら、同じことをやればよいわけです。

激しい運動などで多少熱を持ったり、腫れがひどい時は、冷や飯を薄くガーゼなどに伸ばして湿布してやると、大変楽になります。

症例2　膝関節の軽い捻挫の治し方

膝の異常のうちの「膝関節の捻挫（亜脱臼）」の治し方を紹介しましょう。

足場の悪いところや斜面などで、ちょっと飛び越えようとしたり、ふつうより大きい歩幅で動こうとして不自然な格好になった時、膝がキクッとしたり、ピクッと痛みが走ったりすることがあります。その後、歩くたびに違和感が残り、やがて痛みが出て、立ち座りに苦痛を感じるようになり、正座などができなくなります。

これは、多くの場合「膝内症《しつない》」といわれ、下腿の脛《けい》骨と腓《ひ》骨とで形成されている脛腓《けいひ》関節の異常なのです。そこで、次のようにしてやるとよいと思います。

下肢を伸ばして座らせ、足首を垂直に立たせ、膝を手で押さえながら内側へ内側へと回転させてください。次に大腿外側を叩きながら弛めてください。これを繰り返していると、キクッと小さな音がして治ります。

リウマチ

●関節の膠原病

慢性、多発性、進行性の関節炎を主な症状とし、二〇～六〇歳の女性に多く発症します。初めは指など小関節から次第に肘《ひじ》や膝の大関節へと、対称的に病変がすすんでいきます。関節は、病変がすすむと特異な変形を示し、誰が見ても関節リウマチだとわかります。

高熱は一般的には出ませんが、関節の症状が強い時には三八度くらいになり、全身の倦《けん》怠《たい》感や食欲不振になったりします。生命に対する心配はそれほどありませんが、関節の異常がひどくなるとかなりの苦しみをしなければなりません。

なお、よく患者さんが「血液検査でリウマチと診断された」といわれますが、血液検査だけではリウマチとは言い切れません。また、リウマチとよく似た症状の痛風、変形性関節炎、外反母趾結合織病があり、見分けるには非常に困難といわれています。

その治療法は、

①全身的な安静

②情緒の安静

③関節の安静

④温冷浴

などがいわれていますが、まだ決定的なものがないのが実情で、数多くの人たちがその苦痛に悩んでいます。

＊家庭でできる手当

リウマチの発病は決して突発的ではありません。体が非常に疲れるようなことが長く続き、肩が張ったり、足が重かったりすることがあります。また精神的苦痛が続いて自分の体のことを考えられないようなストレスが続いて、ふっと気がゆるんだ後に発症しやすくなるようです。

症例1　手の関節の痛みを取る

リウマチで手の痛みを訴える場合、肩を充分にしっかり弛めてみてください。この時、両方の肩を同じようにやるとその効果を感じにくくなります。人間の感覚は左右で一〇の痛みがある時、左右とも五の痛みになっても一〇に感じますが、左が一〇でも右が八になると、右はとても痛みが軽くなったと感じます。ですから、はじめは特に痛いほうの肩を充分弛めます。三分くらい一所懸命やってあげると必ず楽になり、関節の運動もやる前よりずっと楽に動かせるようになります。そのことを確認した上で反対側もやってみてください。

症例2　下肢の関節の痛みを取る

下肢（脚）の場合は、うつ伏せになってもらい、仙骨を尾骨から上に向って母指や拳で少し強めに押圧し、骨盤部の筋肉を弛めてください。この時、向《む》こう脛《ずね》の下に座布団を折って入れると、振動で膝や足首が痛むのを防げます。

そして第11胸椎から第1腰椎の両側をていねいに弛めてください。ここは痛みを直接やわらげる部位ではありませんが、リウマチを根本から治す上で特に重要です。この部位の異常が副腎の異常につながるからです。副腎自体の機能を向上させ、副腎皮質ホルモンが正常に分泌されれば、リウマチに対する抵抗力が高まります。ホルモン剤の投与を受けて副作用を心配する前に行なってみるとよいと思います。

「治ってほしい、痛みが取れてほしい」と願いつつ、愛情を持って手を当ててください。なぜなら健康な人の手当ては健康な気持ちを伝えることができるからです。病む人は健康な人の体温や脈拍、神経の流れなどを感じると、乱れたリズムを正常に取り戻すことができるからです。健康な気持ちが通じれば病気は治ります。

リウマチは全身的疾患といわれますが、身体的、精神的安定を得た時、必ず笑顔が戻ってきます。短期間の症状の変化で一喜一憂せず根気よく養生しましょう。

腎臓病

●腎臓病は万病のもと

泌尿器は、体に発生した不用物質を血液中から尿として排泄する臓器の集まりで、腎臓、腎盂《じんう》、尿管、膀胱《ぼうこう》、尿道からなっていますが、その主役は何といっても腎臓です。

腎臓は、背骨をはさんで左右一対、腹部後腹膜にあり、一個の重さは成人で約一三〇〜一五〇グラム、大きさは縦一〇〜一五センチメートル、横五〜八センチメートルです。

この腎臓の細動脈からなる腎糸球体で毎日、人体の体液の約四〜五倍にも相当する一八〇リットルもの原尿が濾過《ろか》されています。腎臓では約二百万個の小さなネフロンという組織が交替で働き、血液中のあらゆる老廃物を選別して浄化し、また尿細管で再び糖分や栄養素をはじめ、ほとんどの水分を吸収し、血中に戻しているのです（図二－5）。

血液から取り出された不用物は、集合管を通り、腎盂に集められ、尿管を下り、膀胱に貯められ、尿として尿道から排泄されます。

尿の精製には腎小体で細動脈（腎糸球体）から原尿が濾出されます。ドラム缶一本分の原尿を濾出するのは心臓の血圧です。そして四〜七センチメートルもある尿細管で原尿の九九パーセント以上が再吸収されます。そのため一日の尿量は一般に一・五〜一・八リットルくらいなのです。

つまり尿の精製は心臓と腎臓で半々の仕事をしているといえます。

直立姿勢のヒトの腎臓は背骨の第11胸椎から第3腰椎までの後腹壁に張りついています（図二－5、6）。そのため背柱の腰椎部の湾曲が重要です。姿勢の良い人は第3腰椎が前突するので、腎臓は滑り落ちずに張りついているのです。また脂肪の被膜に包まれている

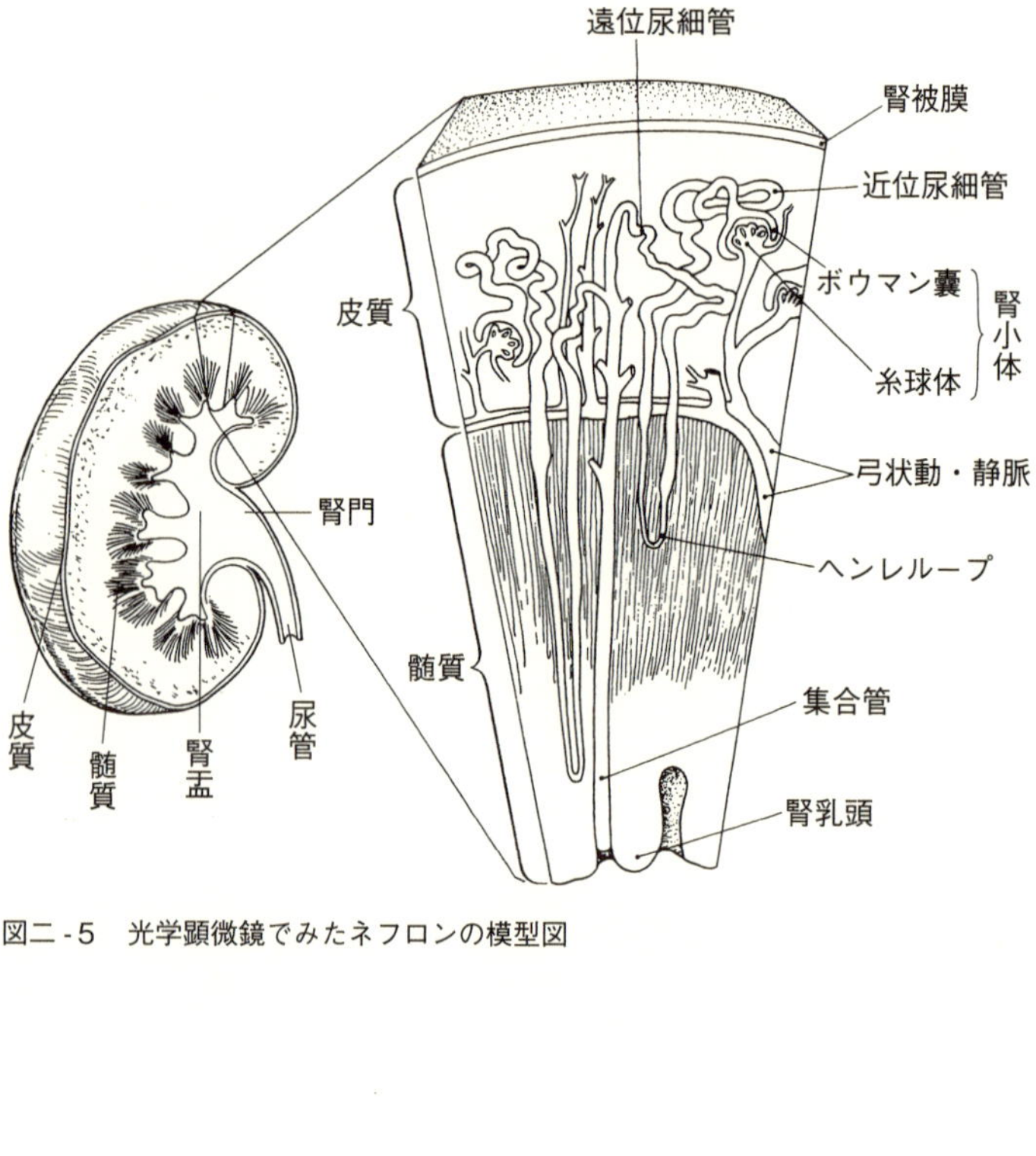

図二-5　光学顕微鏡でみたネフロンの模型図

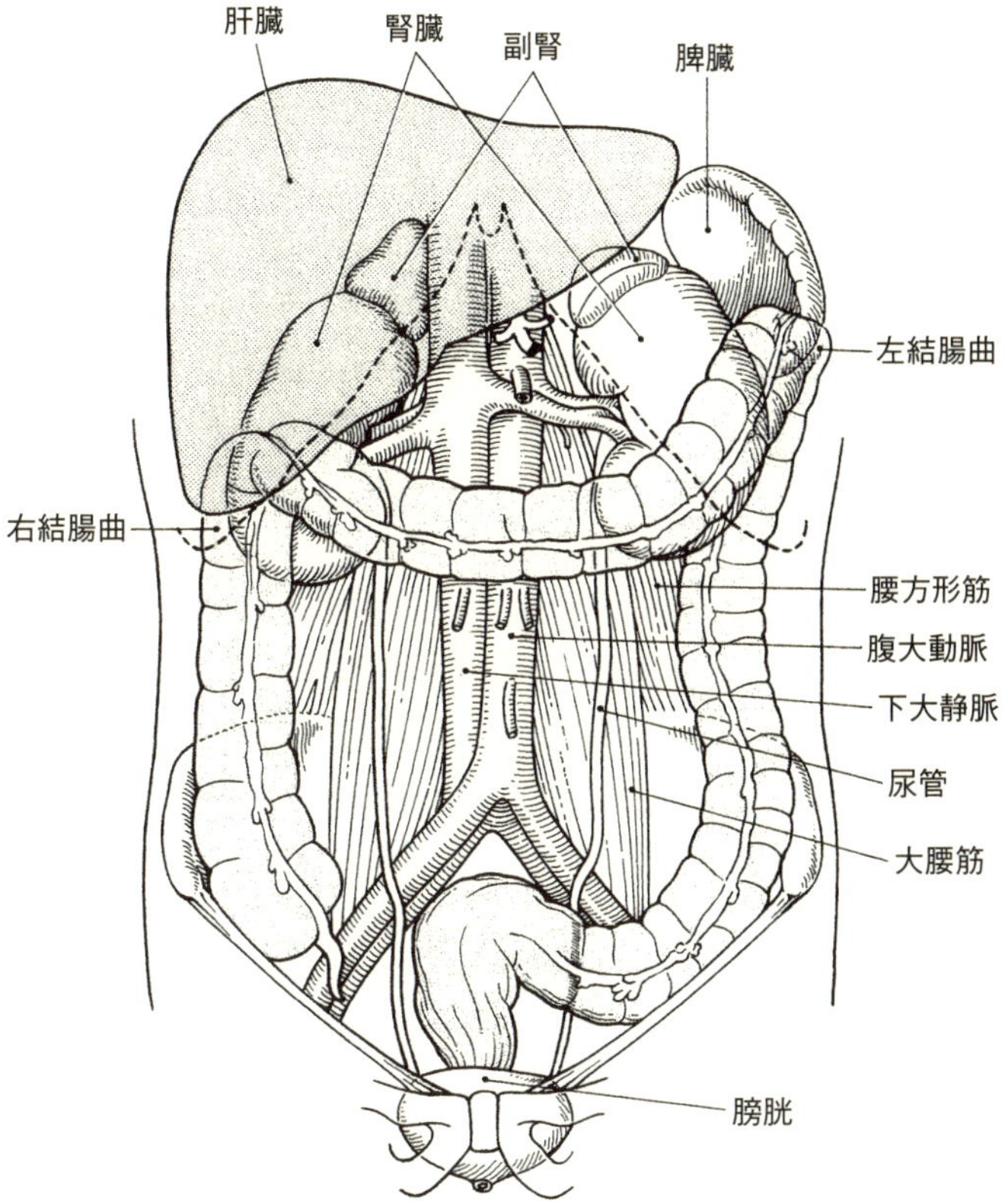

図二-6　腹部内臓と腎臓

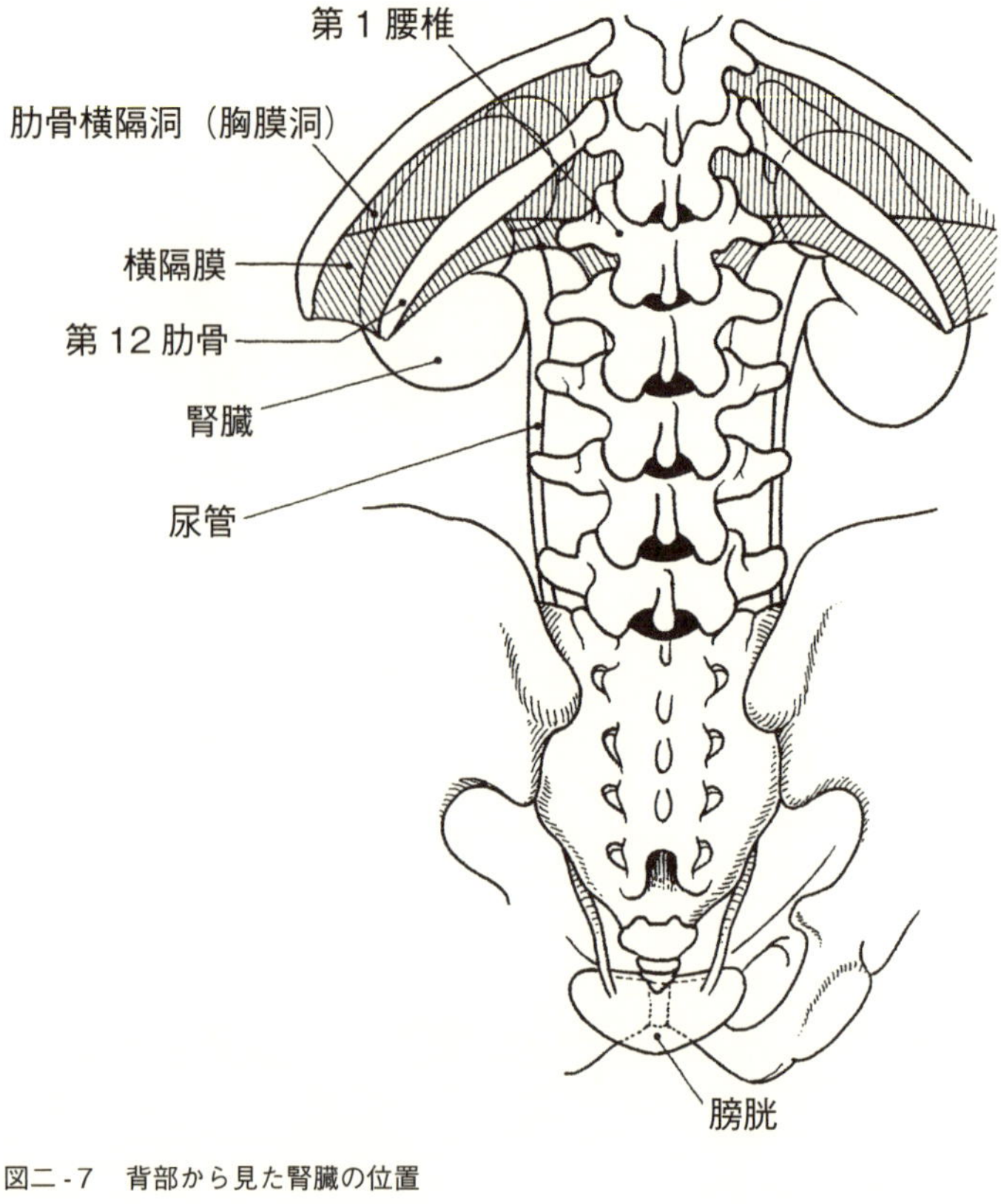

図二 - 7　背部から見た腎臓の位置

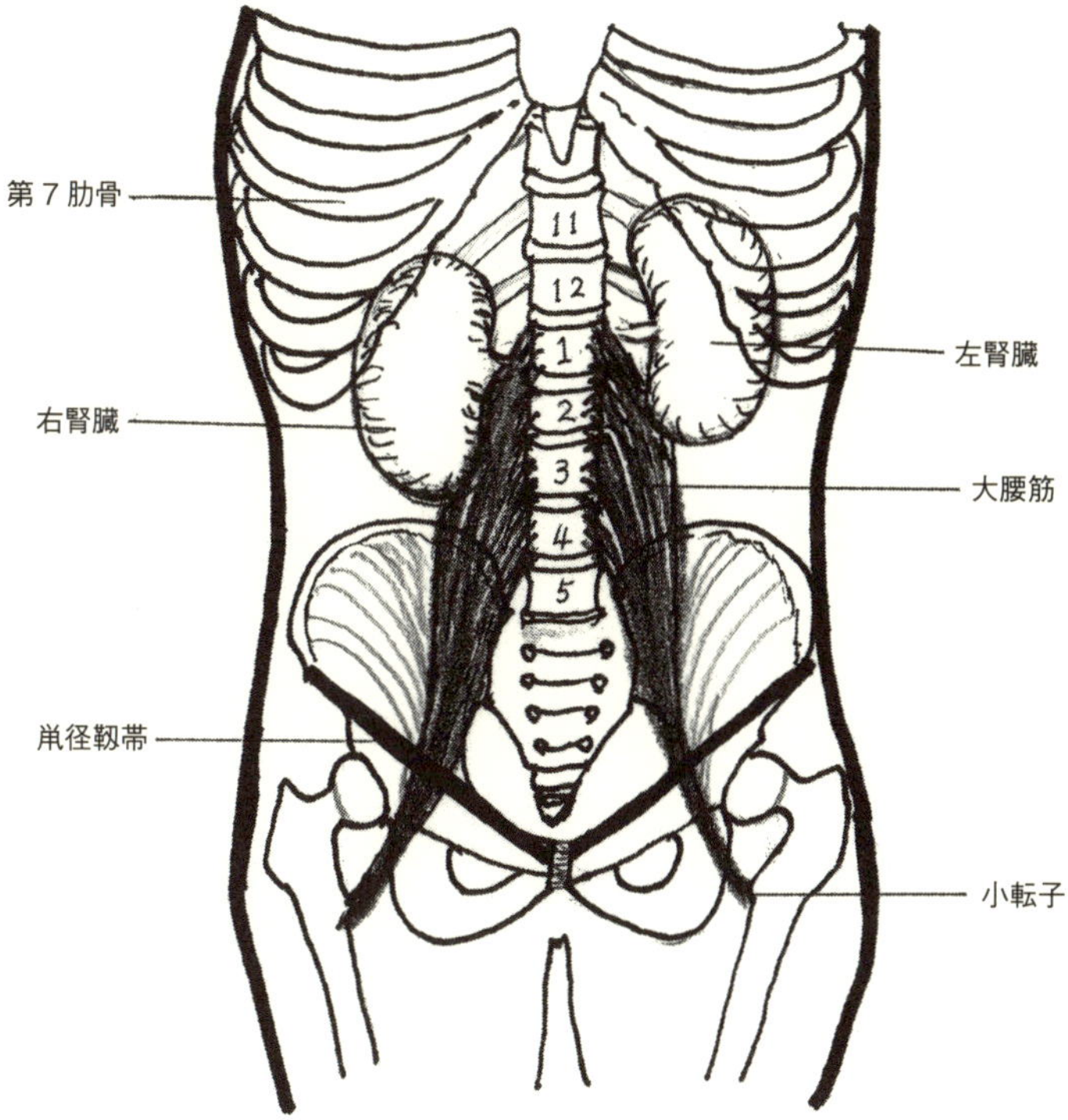

図二-8　腎臓と大腰筋

ので、腹膜の後に固定されています。

腎臓に出入りする血管は腎門部からで、腹大動脈からの腎動脈は第1腰椎あたりから分枝しています。また腎臓に分枝する自律神経は、第1腰椎部の太陽神経叢から分枝しています。

腰痛症などがあれば、腎臓は次第に不調に陥ることになります。

腎臓の働きはまさに心腎一体といえるでしょう。ちなみに二つの腎臓と心臓の重さは、ほぼ同じ重さ（二五〇～三〇〇グラム）です。

重要な点はよく「肝腎要《かんじんかなめ》」といいますが、体での重要な部位は「肝腎腰」ということになります。ヒトの体の要の位置は腰といえるでしょう。

腎臓は体内の不用物・老廃物を排出するだけでなく、体内の水分の調整や、ナトリウム・カリウムなどの電解質の調整も行ない、血圧の調節、ビタミンDの活性化、貧血の防止、造血推進、ホルモンの分泌など数多くの仕事をしています。腎臓が悪くなると、これらの働きも低下してしまうことが明らかです。

腎臓が悪いと内臓にいろいろな障害が発生してきます。腎臓は、前述のように泌尿器系に属するばかりでなく、循環器系にも、内分泌系にも属しており、単なる排泄機能だけでなく、他の臓器との関係が深いからです。

●急性・慢性腎炎の症状

急性腎炎などでは、背腰部に鈍痛を感じ、発熱・悪寒・嘔吐・食欲不振・便通不調に悩まされ、貧血で顔面は蒼白になります。尿意は頻繁にあっても出る量は少なく、残尿感があります。その中に蛋白質や上皮細胞の屑《くず》を含み、血尿となる場合もあります。次いで体の皮膚まで蒼白となり、顔や手足、腹部に浮腫《むく》みが生じ、時には完全に尿が出なくなってしまうことがあります。

病気が進行すれば慢性腎炎となって、前記の症状が一段と進み、後頭部に頭痛を持ち、心拍が亢進し心不全を併発したり、視力の異常、全身の貧血、疲労衰弱が亢進してきます。

＊家庭でできる手当て

腎臓病は悪化させないことが基本です。

背骨を診て第10胸椎〜第2腰椎部にむくみや歪みがあったら、脊柱の両側を押圧したり、軽く叩いたりして、ていねいに弛めましょう。肩こりや腰痛があったら背中全体をなでたり、マッサージをしたりして体全体をほぐす気持ちで、手を当てると良いでしょう。

腎臓は第11胸椎〜第3腰椎のあたりの背中に張り付くように位置しています。そして第1〜4腰椎から起こる大腰筋によって下支えされています（図二－8）。それゆえ、腰が安定していることが大切です。腰を安定させ、大腰筋を発達させるために歩くことも大事です。

歩きは繰り返しのリズム運動です。自分に合った歩行が大切で、気分よく歩くリズムを作りましょう。

第三部

脳を褒《ほ》めて健康を保つ

脳報酬系と治療効果

脳は体のすべての働きをコントロールしています。高等動物になるに従い、多種多様な構造と機能を統括できるよう、複雑に分化してきました。高次機能を果たす前頭葉は、前頭前野に次々とシナプス（神経細胞と神経細胞、または他の細胞との接続関係）を増やし、さらに複雑に進化してきました。そして複雑で難しい働きを正確にできた時は、脳も報酬を求めるようになったのではないかと考えられます。

ヒトは何かを成し遂げた時、自分自身を褒めたくなります。この喜びや快感は脳自身が快感を受け取っていることになります。例えば食欲を満たす時に、おいしくて満足した時は、脳にとっては最も快感を受け、さらに満足できる食べ物を得ようとするでしょう。つまり、体の欲求に対して、充分な満足を得られる行為ができたという快情動を得ることになるのです。

欲求とは、食欲をはじめ性欲、名誉欲、知識欲など様々のものがありますが、これを得

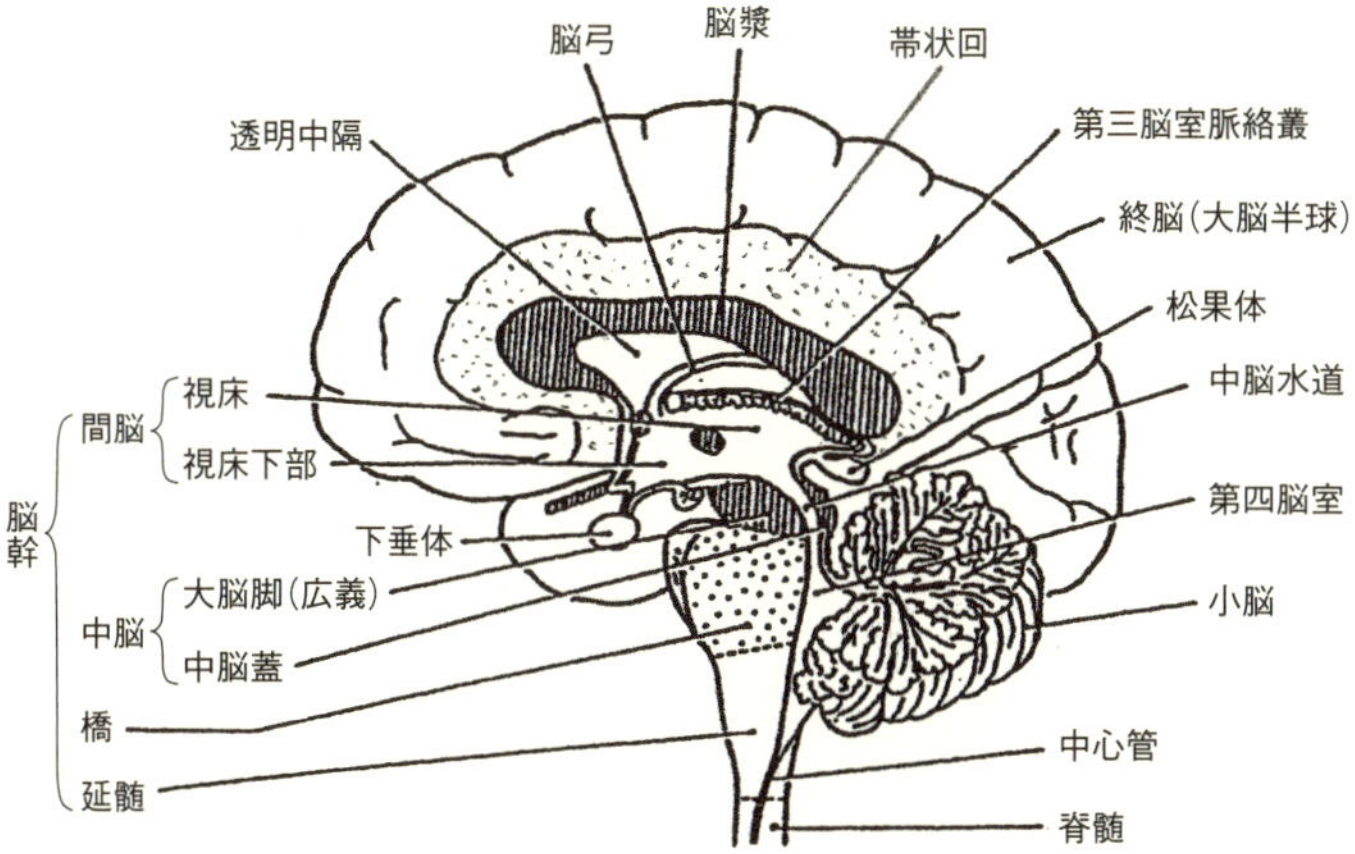

図三-1　脳の分布（右側脳の内側面）

るための行為が完璧に果たされた時は、脳は最も快情動を受けるでしょう。このように快情動に関する脳内部位を脳報酬系といいます。

脳報酬系の亢進による快情動は、仕事や学習を積極的にさせ、人間関係を良好にすると共に、身体症状の軽減や患者との良好な信頼関係を高め、脳報酬系を賦《ふ》活《かつ》するといわれています。

●脳報酬系部位と物質

脳報酬効果のある部位は、帯状回、海馬、線条体、側坐核など視床下部から大脳辺縁系を通って、大脳皮質へ投射する領域であるといわれています（図三－１、２）。

また、快情動を引き起こす物質は、ドーパミンやセロトニンです。ドーパミン神経核は主として中脳の腹側被蓋野（A10系）と黒質緻密部

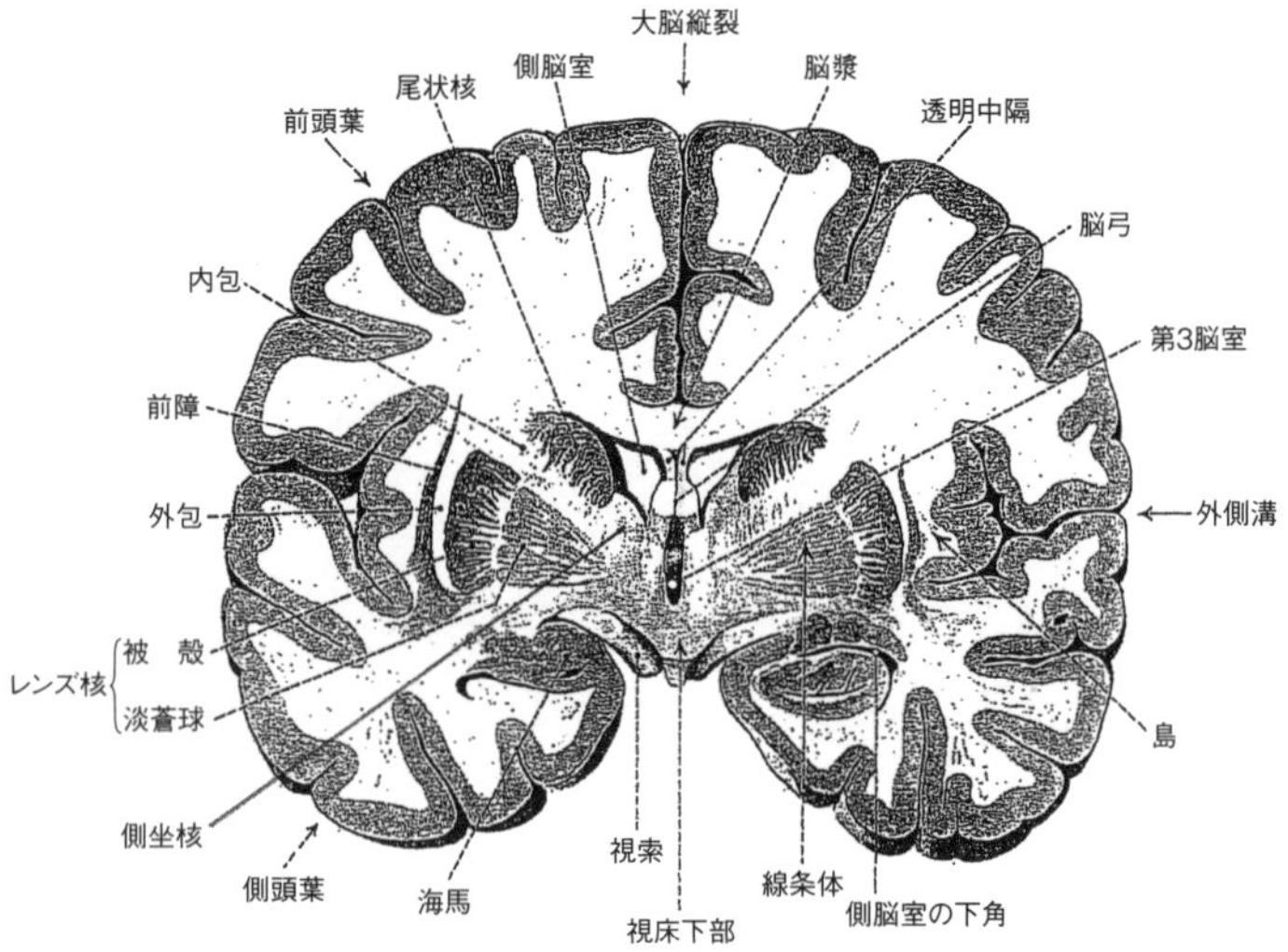

図三-2　大脳の前頭断

（A9系）に局在し、腹側被蓋野から側坐核や前頭前野へ投射する神経路と、黒質緻密部から線条体へ投射する神経路があります。

快情動が得られるとドーパミン作用が亢進し、脳報酬効果が高まり、引き続き行動への促進が引き起こされます。例えば、報酬として大好物の食べ物を食べたら、ドーパミン神経は亢進するし、単に大好物の食べ物をくれる約束であっても、ドーパミン神経は亢進するといわれています（図三－3、4）。

脳報酬系のセロトニン神経系は、快情動に直接関与し、ドーパミンの分泌調整を行なっています。またセトロニン神経の活動は咀嚼運動、呼吸運動、歩行運動

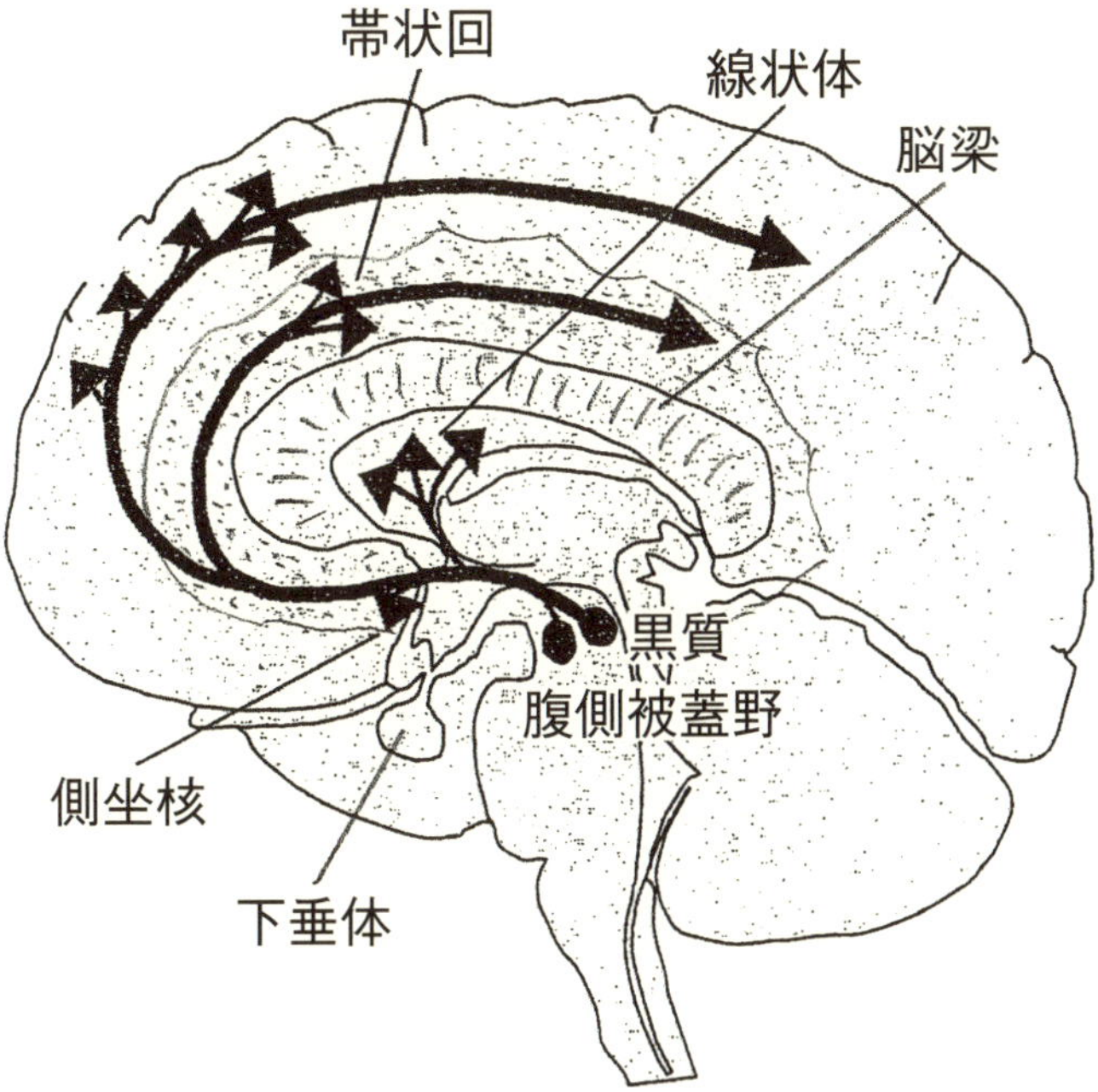

図三-3　ドーパミン神経系
中脳の黒質緻密部（A 9）のドーパミン神経は線状体へ、腹側被蓋野（A 10）のドーパミン神経は側坐核や前頭葉へ投射する。

などのリズミカルな運動が繰り返されると増強されます。

●快情動

赤ちゃんを寝かし付ける時、そっと体をたたいたり、さすったり、単調なリズムの歌を歌ったりするのは、快情動を高めることで、快適な眠りに導いているのでしょう。

子供に「よくできたね」とほめる時にも頭を撫《な》でてあげたり、頭をぶつけたりした時にも撫で

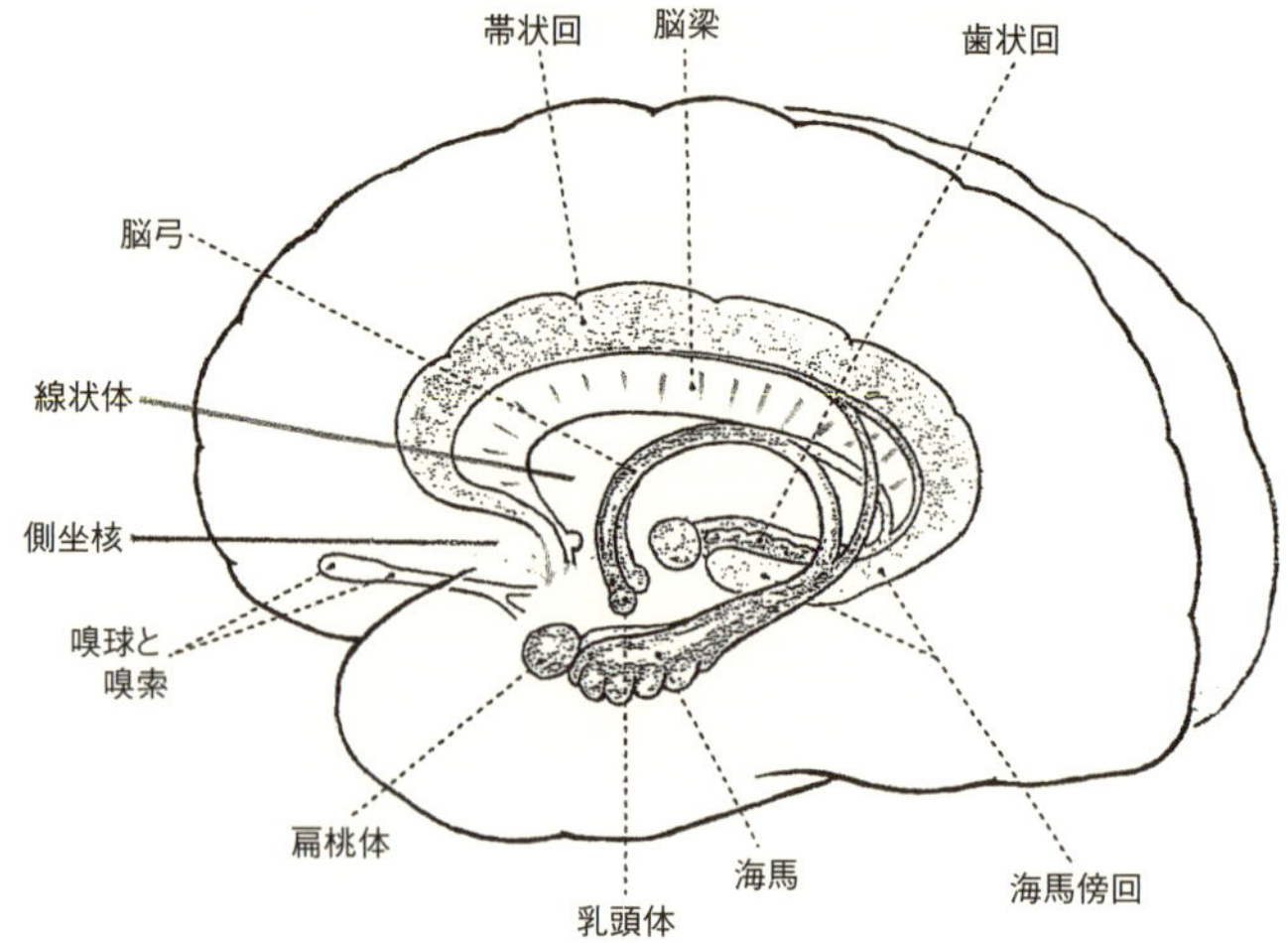

図三-4　大脳辺縁系の半模型図
脳梁の左半部および左の帯状回は取り去り、辺縁系の諸構造を透視的に描いた

て、痛みを和らげてあげたりします。これも快情動を高め、体を安定させているのでしょう。

医療の基本は手当て、幼児を寝かせつけるような心地よい、リズミカルな繰り返しの手当てが身体を安定させ、さらに協調させて、健康を維持することに役立っているのでしょう。

食事をすることは最も快情動を高めることになりますが、噛む動作が大切であることが分かります。繰り返しよく噛むことで、快情動を高め、消化器系の働きを快調にすることができるのです。まさに快腸は健康そのものであるといえます（図三－5）。

ドーパミン神経系以外にも快情動を引

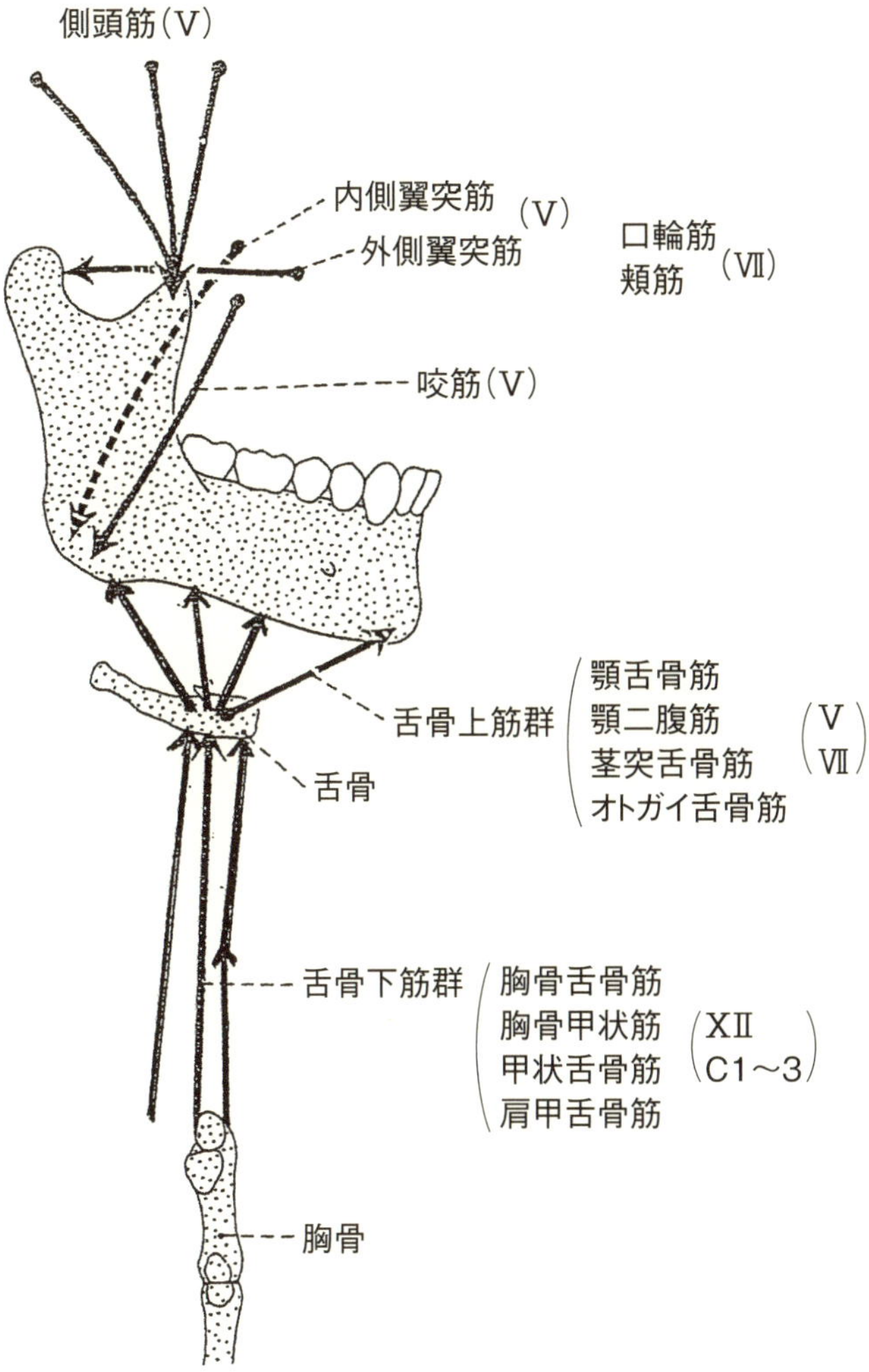

図三-5　下顎と舌骨を動かす筋（模型図）
開口運動と嚥下作用。脳神経Ⅴ、Ⅶ、Ⅸ、Ⅹ、Ⅺ、Ⅻが協調して働らく

き起こす物質としてオピオイドがあります。通常、ドーパミン神経系は働きが抑制ニューロンによって、活動が抑えられています。この抑制ニューロンをオピオイドが抑制することで、ドーパミン神経系の活動が高まるようになります。疼痛《とうつう》にしても快情動に関しても、ドーパミン神経系とオピオイド神経系の両方向に、調節機構が存在していることが考えられます。

報酬系に直接関わるドーパミン神経の反応は、「報酬予測誤差＝実際の報酬－期待した報酬」によって、脳報酬効果を知ることができるとシュルツ（二〇〇二年）が提唱しています。ちなみに期待した治療効果が高いと感じたら、報酬予測誤差はプラスになり、快情動が高まり、さらに治療効果を期待して健康になります。期待した効果が同じであれば、ドーパミン作用は変化しません。逆に期待が一〇であったのに、六しか得られなければ、マイナス四なので、ドーパミン作用は抑制されてしまいます。つまり、その行為を中止してしまうことになります。

快情動による中脳からのドーパミンは線条体から海馬へ、また側坐核から前頭葉へ反応を起こし、心地よい繰り返し運動を続けて、健康を維持することとなります。側頭葉に記憶されている心地よいリズミカルな運動を海馬が選び、前頭葉が意識的に運動することによって、体内環境を健康にするといってよいと思います。

健康を維持するためには、心地よい繰り返しの運動を行なうことが大切です。そのために誰もができて、より最適な運動は歩くことです。自分に最も合った歩き方をすることで、全身の健康を保つことができるでしょう。

脳脊髄液の解剖学

●脳脊髄液の流れ

ヒトの構造は小宇宙と同じほどに複雑で、神秘的であるといわれています。しかし、肉眼解剖学的には、ほとんど構造は調べつくされ、光学顕微鏡レベルまでは調べても新発見はないと思われています。そのため現在の解剖学は電子顕微鏡的なミクロの構造や、免疫反応を用いた組織化学的研究になってしまっています。しかし、医学は基本的にマクロ解剖学を知らなければ成り立ちません。

ところで、肉眼的に解明された構造と機能はすべて正しいと思われた脳脊髄液の循環経路が間違いであったことが、近年明らかにされました。

●脳脊髄液の組成

脳脊髄液は脳の内部にある脳室で生じ、脳室から中心管の中を流れ、さらに脳脊髄を取り囲むクモ膜下腔を流れ、満たしています。この髄液は血液の成分を用いて、脳室壁にある脈絡叢から分泌される無色透明な液体です。

これはリンパ液や体液とは組織が異なっている液体で血液、リンパ液についで第三の循環液といわれています。

●脳脊髄液の循環路

髄液は四つの脳室の上壁にある脈絡叢の毛細血管を経て、分泌されています。髄液の全量は約一五〇ミリリットルほどであり、一日の産生量が四〇〇〜五〇〇ミリリットルと考えられるので、髄液は一日に三回以上、新しく入れ替わっていることになります。

分泌された髄液は、側脳室・第三脳室・中脳水道から第四脳室へと流れ、ここで正中孔と二つの外側孔から脳の外側のクモ膜下腔に流れ出ます。また、一部の髄液は第四脳室からさらに脊髄中心管を下行して、終糸末端の小孔（中山の孔）を出て、脊髄のクモ膜下腔を流れています。

こうしてクモ膜下腔を循環した髄液は、また血液に回収されなければならないが、これまでの説では硬膜静脈洞にあるクモ膜顆粒からである（ウィード 一九一四年）と信じられてきました。しかし、これは間違いであることが数年前に明らかにされたのです。

中山の孔を発見した中山、橋本ら（一九八二年）が墨汁注入実験ばかりでなく、アイソトープなどの標識物質による注入実験によっても、クモ膜顆粒には吸収されないことが明らかにされました。

●髄液循環の新しい経路

その後、さらに実験研究を重ねて、脳室周囲器官として総称される脳領域（各脈絡叢、脳弓下器官、最後野、下垂体、松果体）の静脈性毛細血管が窓開きの内皮を持つので、この場所から髄液を血中に回収すると考えられると報告しています（橋本一成 一九九二年）。

また、頭蓋から出る脳神経や脊柱管の椎間孔から出る脊髄神経は、硬膜が管状に包んだまま伸び出して、神経線維の神経上膜になっています。その状態は、胴体（中枢神経）に着ている着物の袖（神経上膜）が、腕（末梢神経線維）を包んで手（神経終末）まで伸びている状態にたとえられます。

この際、クモ膜は一緒に神経線維束を包んで伸び出し、神経周膜を作っています。同様にクモ膜バリア細胞層の連続が神経周膜の内面を裏打ちしているので、ここに流れている微量の液体は髄液の続きであると思われています。

脳脊髄液回収は脳室周囲器官から吸収される量だけでは回収しきれないが、全身の何億本もある末梢神経の終糸から微量ずつでも吸収されれば、間に合うはずであると思われています。

●髄液は第三の循環系

ほぼ一世紀もの間、間違ったままで信じられてきた髄液の流れの解剖学は二〇〇三年にようやく訂正され、二〇〇五年の教科書（藤田恒夫著）に記載されました。

脳脊髄液は脳室系とクモ膜下腔の中を循環し、さらに末梢神経の周りも浸して全身から回収されていきます。この髄液の流れは血液、リンパ液に次いで「第三の循環系」をなしているといえるでしょう。

脳脊髄液が回収されないと脳圧亢進症として激しい頭痛や嘔吐などを起こし、さらに死に至ることもあります。室間孔や中脳水道などの髄液の流通路が、腫瘍などで閉塞されると頭部の膨れた水頭症を引き起こします。髄膜炎の際にも脳圧亢進症を起こしますが、これまではクモ膜顆粒が閉塞するため、髄液が回収されずに生じると考えられてきました。

しかし、クモ膜顆粒ではなく、クモ膜の腫《む》みが出口の小孔を塞いでしまったり、椎間孔の出口を狭めてしまったために生じると考えるべきです。これからは治療方針も変わってくるだろうと思います。

●神経周膜を囲む髄液

髄液は末梢神経の神経周膜の中まで流れ込んでいます。この神経周膜という薄い膜の組織は毛細血管の内皮細胞と同じように薄いので、髄液は血液やリンパ液とも何らかの情報交感ができるであろうと思われます。

また髄液は中枢神経から流れてくるので、中枢の何らかの情報を持っているであろうと考えられます。そして神経線維を含むシュワン細胞も脳神経の一部である神経膠細胞であることが知られています。これら一連の末梢神経周囲を電子顕微鏡で見ると、髄液を中心としたミクロの情報網があると考えられます。

●髄液と経絡

鍼灸では、体表から経絡に沿った刺激を施しています。鍼の刺激は神経周膜や周囲のリンパ液を刺激し、その感応は髄液にも何らかの交感を生じ、免疫系にも内分泌系にも液性の情報網として作用するのではないかと思われます。

例えば鍼灸刺激によって、局所の神経周膜と周囲のリンパ液と周膜内の髄液との交感が起こり、神経性ではない液性の作用がホルモンや、中枢神経を巻き込んで身体に現われるのが、鍼灸、あんま、マッサージの効果であると考えることができるでしょう。

脳脊髄液の循環経路の再発見は今後、体内の連絡網をはじめ様々な分野での考察がなされるものと期待しています。

脳神経と小腸の相関

一二対ある脳神経は、脳直結の神経線維で、すべてが消化器系のために働く神経であるといえます。小腸に食物を送り込む働きをするために発達した神経です。眼と鼻と耳のための神経以外は、すべて消化器系器官に直接働いています。しかし、眼も鼻も食べ物を間違いなく見つけるための神経ですから、結果としては消化器系のために働いていることになります。

三叉神経（Ⅴ）は下顎枝が咀嚼筋や舌の知覚、顔面神経（Ⅶ）は表情筋として口輪筋や頬筋、舌の味覚や唾液腺を支配しています。舌咽神経（Ⅸ）は舌と咽頭を、迷走神経（Ⅹ）は消化管のほとんどを支配し、副神経と舌下神経は舌筋から咽頭、頚部まで筋肉を含めて支配しています。

脳神経は一連の連係プレーで食べ物を見つけ、おいしくて、安全な食物を間違いなく口に入れ、小腸に送り届ける作用を果たしています。一二対の脳神経は、一瞬の狂いもなく協調して働いているのです。

例えば、嚥下作用はまさに正確な連係プレーでなければ、噎《む》せてしまうことになります。特にゴクンと飲み込む作用は、舌を上顎（口蓋）にピタッと密着させ、続いて舌骨上筋群と下筋群の働きにより、舌骨を上下運動させて、食道に食塊を落とし込む作用を果たしています。

この時、同時に喉頭蓋が咽頭の入り口を塞いで、気管に食塊が入らないように働いています。

この一連の嚥下作用は、舌下神経と頚神経ワナ（第1～3頚神経）の絶妙な協調によって、正確に行なわれています。

●脳とホメオスタシス

体内は基本的にホメオスタシス（恒常性）を維持しなければなりません。その中心は内分泌であり、緩急自在の体内調整が行なわれています。タイミング良く、リズミカルに諸器官の働きを協調させています。

健康的な運動は脳の前頭葉が快情動によって報酬を期待し、安定した体内調節を行なっています。快情動を引き起こす源は消化器系にあります。食物を噛むことは、リズミカルに気持ちよく行なうことが、その基準になります。

噛む動作は食物を細かく砕くことばかりでなく、唾液を多く分泌し、消化を充分に行なうことが目的です。そして消化器系の動作のスイッチといえる働きがあるので、快情動としてのリズミカルな繰り返し運動の始まりとして重要であると思われます。このリズムは消化管の蠕動《ぜんどう》運動の基本となり、快腸となるでしょう。

快腸は快便を約束します。便秘は最も良くないことです。肉料理が増えた近頃の食生活では、大腸癌が起こりやすくなっています。肉を食べれば脂肪が含まれていて、脂肪の消化吸収のためには、胆汁の分泌が必要ですが、胆汁は発癌性が高いのです。大腸は結腸といわれるように、大便を溜められるようにつくられています（結腸膨起）。脂肪やタンパク質は繊維質が乏しいので、結腸の壁に張り付きやすくなります。この結腸の粘膜にこびり付いた胆汁（ウロビリン）を含んだ糞便を掻き出してくれるのは食物繊維しかありません。そのため野菜物をたくさん食べなければ、便が大腸壁に張り付いたままなので、発癌性を高めることになります。肉料理を食べる際は、それに見合った野菜を多くとることが大切です。近年、急速に大腸癌が多発しています。

●快便は快調

排便はリズミカルにすれば快便となります。便は内臓からの便りで、見えない体内の情報を届けてくれる大事な、毎日の便りと考えるべきです。毎日快適に排便するためには、咽頭—直腸反射を意識して活用すべきです。消化管の入り口である咽頭を食物が通れば、直腸は排便するよう排便反射が起こります。

朝起きたて、お茶でも水でもよいので、飲み物を摂ると一〇分もすれば便意を催します。その時に、すぐトイレにいくことが大事です。自律神経の咽頭—直腸反射と共に随意神経による肛門括約筋の働きも、意識的に協調させることが大切なのです。

また、腸のために肋骨をはずして、腸に働きかけられるようにした腹直筋の息《いき》む作用を充分に活用することです。腹筋は骨格のためばかりでなく、内臓のために作用できるように作られたものです。特に、腹直筋鞘の臍より下方の内葉（直腸側）は薄くなっています。腹直筋を収縮して腹筋を膨らませることによって、直腸や膀胱を押しつぶして、排便の助けができるようにしているのです。

自律神経の働きと随意的に筋の働きを協調させれば、排便の時間は三～五分くらいですますことができて、すっきりします。もし便秘になった時は、大腸の走行通りに腹部をマッサージすることと、五～六分歩くことで、解消することができます。

内臓の働きも全身の筋の心地よい動きと協調すると思われます。腹直筋の動きは内臓、ことに小腸の動きと協調して、内臓のための働きができるよう、全身の筋の調整役となっています。

快便は快腸であり、快調は快情動として、脳報酬を高め、体内のホメオスタシスを守り、健康的な体のリズムを作ることになります。

直立二足歩行のヒトの姿勢では、全身の筋のバランスが最も大切です。そのためには、リズミカルな快適な歩行運動が、誰にでも手軽にできる快運動であり、快情動を引き起こしてくれる健康運動です。

背骨と内臓の相関

脊椎矯正療法は脊柱の調整を行なうことによって、神経、血管、リンパ系のバランスを整え、内臓の働きを高めようとする医療であるといえます。

脊柱をなす椎骨と椎骨の間の椎間孔から、神経線維を出入りさせていることから、そこを通る神経の支配領域は、脊柱の歪みによる影響を当然受けることになります。

脊柱をはじめ全身の骨は、大小六〇〇個余りの筋によって支えられ、運動しています。そのため、筋の片寄った緊張やわずかなズレによって関節を歪め、脊柱にも曲がりが生ずることになります。この歪みが長く続けば痛みを生じ、内臓にも不調を来《き》たします。

●筋膜の情報網

脊柱を歪める始まりは、筋の歪みやむくみであるといえます。

筋の収縮は身体を支え、関節を動かしますが、この時、全身の筋肉はバランス良く収縮しなければなりません。当然、神経は絶妙なタイミングでバランスを取るように働くでしょう。

筋の作用は収縮によって行なわれますが、筋を包む筋膜も伸びたり、緊張したりします。筋膜は筋線維の走行に対して斜めに走行する二方向の線維からなっています。このため筋の収縮による筋膜の緊張は、連続する筋や接する他の筋にも情報として伝わり、さらにその先の筋膜から対側の筋膜へと瞬時に全身に伝わることになります。

肘を曲げる上腕二頭筋の収縮は筋膜線維によって、三角筋から僧帽筋へ、僧帽筋から広背筋を経て、大殿筋からハムストリングス（下肢後面の筋肉の総称）へと全身の筋膜の情報網が働きます。体操選手が着地をピタリと決める見事さは、この筋膜の情報網の一瞬の働きによるものでしょう。

腹部の筋（腹直筋をはじめ内腹斜筋、外腹斜筋、腹横筋など）は、腹部内臓のために働く筋として重要な役目を果たしています（図三－6）。横紋筋の力を腹部内臓に及ぼすことができるよう肋骨までも取り除いてしまったのです。

肋骨を取り除いてしまったため、腹直筋は筋膜を丈夫に厚くして、腹直筋鞘にしています。筋膜を厚くして前後を筒状に包み、筋肉を保護するばかりでなく、筋の収縮による筋力の入れ具合を正確に知るための情報源（センサー）にしています。

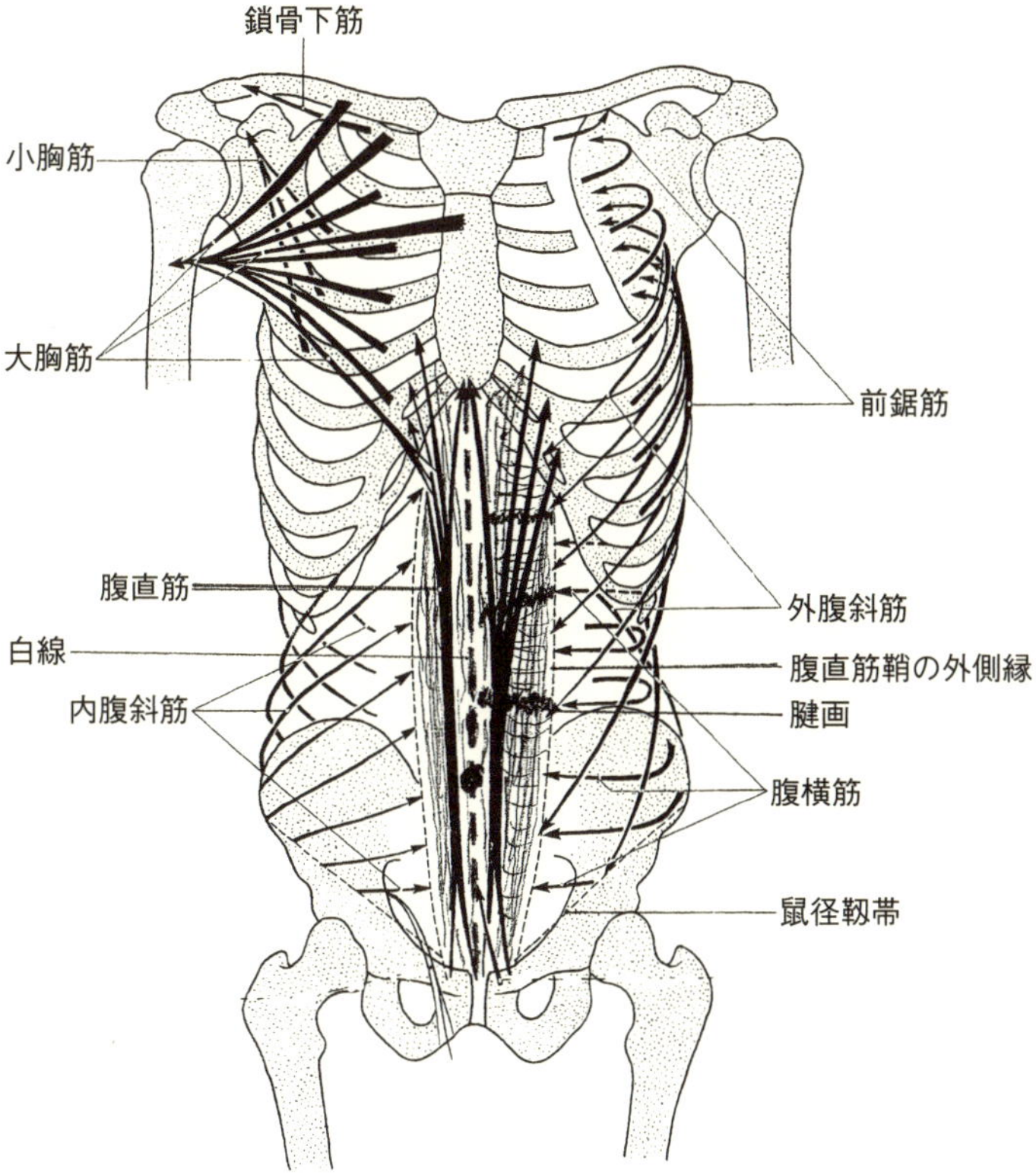

図三 - 6　胸部と腹部の筋
左右の腹直筋は鞘《さや》に包まれ、正中部で合して白線をつくる

腹直筋の筋腹は三、四か所の筋腹に仕切って、その部に位置する器官に作用できるようにできています。上腹部なら胃、十二指腸、下腹部なら直腸、膀胱に働きかけることで、局所的、効果的に作用することができます。

小腸は日々、休むことなく栄養素を吸収をしなければならない命の中心です。常に腹部内臓の働きが正確に、順調に進むよう、良好な体内環境を維持しなければなりません。

腹部内臓を安定した状態に保つには、体の姿勢が大事です。腹部の筋群は腹部内臓を助けるばかりでなく、姿勢の維持のためにも働いています。そのために腹直筋は、臍の位置で左右二つの筋に分けて、腹直筋鞘でそれぞれを包み、二本の筋にしています。姿勢は背骨と二本の腹直筋の三本の柱で微妙に調整をしているのでしょう。

特に腹直筋は内臓の最も良好な状態を保つための収縮を速やかに行なうことでしょう。腹直筋鞘の情報は全身の筋膜に一瞬のうちに伝わり、姿勢を保つことになると思います。

腹直筋は全身の筋の働きを起こすスイッチであるといえるでしょう。

腹直筋は身体の芯、中心が歪めば筋のバランスも狂い、筋膜の情報網も不調になることは間違いありません。

●頚部と神経叢の相関

頚髄からの神経は上部から頚神経叢、下部から腕神経叢が派生しています。また交感神経の上・中・下頚神経節が頚椎の側方に配置しています。副交感神経の迷走神経も側《そば》を通って胸腔に達しています。

これらの神経は互いに連絡し合い、情報を共有して働いています。

頚神経叢からは横隔神経（第3～5頚神経）が出ていますが、この神経は横隔膜を支配すると同時に、迷走神経や交感神経と共に胸膜枝と心膜枝に分枝します。

腕神経叢については、前斜角筋と中斜角筋の間から第5～8頚神経と第1胸神経が派生して、上肢帯から上肢に分枝しています。腕神経叢は最も発達した神経叢であり、それゆえにヒトの手指は絶妙なバランスをもって正確に働くことができます。

頚部の交感神経は上頚神経節が第3頚椎の部位にあります。また、下頚神経節は第1胸神経節と合して星状神経節となり、第7頚椎の部位に位置しています。上頚神経節からは心臓に多くの神経線維を派生しています。そして同時に眼や顔面部の腺なども支配し、主に動眼神経などに含まれる副交感神経と拮抗して働きます。

迷走神経は内頚静脈と総頚動脈の間を下行し、頚動脈小体や頭頚部の器官に分布し、反回神経を形成しています。またさらに下行して、胸部・腹部臓器まで広く分布しています。

このように頚部から胸部や上肢帯に分布する頚神経叢、腕神経叢と自律神経は、数か所で神経根を同一の部位に置いていることが分かります。

横隔神経は第5頚神経で腕神経叢と重なっています。また、横隔神経には心膜への自律神経が含まれているので、心臓の不調は腕神経叢中の知覚神経に異常を訴えているのではないかと考えられます。それゆえに心臓の異常は肩部や上腕部に関連痛を引き起こすのです。心筋梗塞などの際には、胸部や心臓そのものが激しく痛むことを考えると、肩部や上腕部の痛みの時は軽度の心臓障害を知らせているのでしょう。

頚部の痛み、特に第3頚椎辺りの痛みや頚部の歪みは血圧を高めるばかりでなく、ほとんどの症状として目のかすみ、視力低下を訴えます。上頚神経節からは瞳孔や心臓、呼吸器にも神経を送っているので、これも当然の影響でしょう。

頚部、上肢帯にかけての筋は複雑に重なり、関節の構造も特殊です。バランスの取れた構造と機能が維持されなければ、障害も生じやすいことを理解できるでしょう。他の部位においても、このような問題意識をもって観察すれば、筋や神経、臓器の相関がみえてきます。

●頚部に手を当てる

胸部から上部の症状には、基本的に頚部の調整が中心となります。私たちは目が疲れたり、首がだるかったりすると首の付け根（第3頸椎の辺り）を何気なく、両手の母指で押したり、揉みほぐしたりします。

何気なく手を当てているようですが、ここには交感神経と迷走神経や舌咽神経に含まれる副交感神経が拮抗的に働いています。心臓や大動脈の働きも上頸神経節が主に支配しています。

目の疲れやどきどきする症状は上頸神経節を程好く、気持ち良く押しほぐすと回復するのです。ドーパミンが分泌されるよう、気持ち良く繰り返すことが大切です。さらに頸椎の歪みや胸椎、腰椎の歪みであれば、これを調整すると共に、姿勢の安定をみるとよいでしょう。

●姿勢を診る

姿勢を診ることによって、脊柱の歪みを知り、椎骨を矯正することは神経痛ばかりでなく、内臓の調整をも可能にしています。いわば背骨に教えられてこそ、全身の治療を行なうことができるということになります。

背骨は身体の芯であり、脊髄を守り、骨髄からは一生涯、血球を産出しています。身体は三髄、五臓六腑からなりますが、最も重要な三髄（脳髄・脊髄・骨髄）のうち脊髄と骨髄の二つを背骨が守っています。

背骨の診断から、背骨に教えてもらって、治療をすすめる医療が脊椎矯正療法といわれています。

医療は診断と治療が間違いなくできた時に完治します。背骨の教えを知り、診断することも、手当てをすることも教えを受けなければ、ヒトの治療はできません。また、教えを理解させるには愛情がなければできません。特に日本の伝統医療である「手当て」は指導者の教え、伝えようとする熱意と愛情がなければなりません。

知識、技術は伝えなければ消滅してしまいかねず、教えることは実に難しいことです。教え方が良ければ、ヒトは誰もができるようになる能力を持っています。脳は知識を得たいと常に欲しているので、これを修得すれば楽しいと思えば、必ず覚えてしまおうという特性を持っています。

昔の人は「親の小言とナスビの花は千に一つの無駄もない」と親の愛情ある教えを大切にするよう、戒めていますが、日本の伝統医療の教えは、まさに親の教えと同じではないかと思います。

これからの医療は手を当てる医療が求められるようになると思いますが、その手当てを自信をもって、やっていけるようになって欲しいものです。

それには、姿勢をしっかり診て、背骨の歪みの教えを正しく診断し、「手当て」を心を込めて行なうことが大切です。

教えられた知識、技術は必ずできると信じて、患者さんの心に届くよう、日々精進すべきでしょう。そして患者さんから「親の小言と治療の手は千に一つの無駄もない」と信頼させる医療者を目指して欲しいと切望しています。

肝腎要《かなめ》は腰

●第1腰椎につく器官

ヒトの体は胴体が楕円形の筒形、さらに腹部内臓の納まる腹腔は横隔膜に仕切られて、やや前後に扁平な円型の空洞をなしています。

また横隔膜は腹腔の天井をなして、胸骨（剣状突起）、肋骨弓、第1腰椎にドーム状についています。

横隔膜を貫く食道は第11胸椎部の食道裂孔を抜けると胃に連なります。胃の噴門部は第

11胸椎、胃の幽門部は第1腰椎に相当します。続く十二指腸は脊柱の第1腰椎の右側から始まり、長い小腸に続いています。

小腸は腸間膜により後腹壁に固定されますが、腸間膜根は第1腰椎部に位置します。小腸に分布する血管（上腸間膜動脈）は腹大動脈の第1腰椎部あたりから分枝して、腸間膜根から配列されています。

膵臓は十二指腸の彎曲部に膵頭部が接し、腹部を横切り膵尾は脾門に達しています。後腹膜の背部に張りつくように着いている左右の腎臓は、第11胸椎から第3腰椎部に位置しています。腎臓の腎門は、ほぼ第1腰椎部に相当し、ここに腹大動脈から分枝した腎動脈・腎静脈や尿管などが出入りしています。

●腹部内臓への動脈

横隔膜を貫く大動脈は、第1腰椎あたりで腹部内臓へ動脈を分枝しています。腹大動脈からの最初の分枝は腹腔動脈で胃、肝、脾臓など上腹部に分布、次いで上腸間膜動脈は、小腸全部から横行結腸の一部まで分布しています。さらに左右に分枝する腎動脈が腎門に分布しています。

また、右側を上行する下大静脈からは腎静脈が分枝して腎門に分布しています。

●太陽神経叢

腹部内臓への自律神経は、内臓諸器官へ分布する動脈に沿っていけば間違いないことから、血管の分枝部位に神経節が貼り付いています。腹腔動脈神経節、上腸間膜動脈神経節、腎動脈神経節が交感神経節です。つまり第1腰椎あたりに交感神経節が集まっているので、これをまとめて太陽神経叢と呼んでいます。

太陽神経叢からは腹部臓器のすべてに自律神経を分布しています。

●腹膜は連続する一枚の漿膜《しょうまく》

小腸を含む腹膜は腸間膜を成し、腸間膜根として、上腸間膜動脈を芯にした状態で、腹膜壁に連結しています。そして連続する一枚の腹膜の中心をなしています。これによって、腹部臓器のすべての動きは腹膜によって第1腰椎のあたりに伝えられていることでしょう。

腹腔の天蓋をなす横隔膜は第1腰椎部に付いているので、横隔膜に固定されている肝臓も、第1腰椎に支えられていることになるでしょう。

腹膜の後に位置する十二指腸は第一腰椎で胃の幽門に続いています。また十二指腸湾曲部から膵臓が腹膜の後を斜め上方に向って、脾門に達して位置しています。

こうしてみると腹膜に包まれた腹部内臓は、第1腰椎部あたりに腹膜と多くの器官が着いているように見えます。

ヒトの直立姿勢は腰部の前湾によって可能になりましたが、四つ足から見れば不安定な姿勢に違いありません。

しかし、ヒトだけに与えられた二本足の直立姿勢は、歩くことによって脊柱を守り、腰を支え、内臓をも調節できるように仕組まれています。その支点は内臓諸器官の集まる第1腰椎部であり、腎門に相当する腰部であると思えます。

肝心要を調整するためには歩くことが最も必要です。自分のリズムに合った歩調で全身を快調にしようとする意識を持って歩けば、健康寿命を長く保つことができるでしょう。

あとがき

手当ての大切さは、脳脊髄液が脊髄神経の末端まで届いていることが明らかになったことで、より大切に考えられるようになりました。脳の何らかの情報が全身の隅々まで流れているとすると、手掌には特に神経終末が多いので、脳との交感が優れていると考えた方がよさそうです。

手は感情を伝え、全身と交感していると考えて手当てをすることで、脳は病気を治す方策を生み出してくれると思います。

手は操作するばかりでなく、心も伝えてくれます。機械医療よりも、手当ての方が安心感があります。あんま、マッサージ、指圧を主とした医療者は手技による医療を行なっています。

著者は長年、脊椎矯正療法を行なっている医療グループの症例報告会に参加して、慢性的疾患に悩む人たちが多く受診していることを知りました。手を当てることの大切さを教えられました。そして、元気を取り戻し、信頼を寄せて繰り返し受診する患者さんの多いことも知りました。

病院での手当ての少ない現状はよく話題になっています。患者さんは手を当てて診察してほしいと思っているのに、検査結果ばかりを重視して、手当てはしてくれないといいます。どうやら多くの患者さんは、温かみのある手当てを求めるようになってきているようです。

あんま、マッサージ、脊椎矯正療法を行なっている医療者は姿勢を診て、適切な手当てを行なっています。

症例報告を見ると、参考になる手技が多くあります。コメディカル施術者にはもちろん、誰でも知っておけば役に立つと思われることもあるので、解説を加えて紹介することにしました。

症例報告に手を加え、なるべく一般読者にもわかりやすく説明することは難しいことでした。時間を要することで、半年以上かかってようやくまとめることができました。

第二部は、諏訪長生館館長丸茂眞博士著『背中にふれて病気を治す』の一部を参考にさせていただきました。丸茂眞博士とは生前、この本の資料を揃えたりして、協力させていただいてきました。症例報告も加えた内容の著書を共に著わすお約束もしていました。『手当ては医療の基本』は丸茂博士へ贈る言葉でもあります。

高齢社会の昨今、介護の問題が医療の問題と共に重要な社会問題となっています。高度医療による医療の進歩と共に多様な疾患に対して、医師とコメディカルの医療者とは同等の役割を果たしていかねばならない状況になってきています。コメディカルの手当てが、さらに重要な役目を果たさなければならなくなると思われます。

入院中の患者さんは、退院までに理学療法士によるリハビリを受けることができます。運動療法や器具による訓練なども受けています。この際、同時にあんま、マッサージによる手当ても受けた方が良いと思います。ナースや理学療法士ができれば良いのですが、時間的余裕がなければ専任のあんま・マッサージ師、鍼灸師などの資格者の手当てを受けることができるよう、病院などには設置すべきだと思います。

病気は病《やまい》だけ治っても、「氣」は治らずに退院させられてしまいます。通院患者も同じです。手当てを受けて納得してこその健康体です。

健康は自分で守ることが大切です。健康寿命を伸ばすのは日々の手当てにあるといえます。「健康は命より大事」です。

症例報告を参考に、自分でも手当てができることを知ってもらえると良いと思います。また手当てによって「氣」持ちが治まることも知ってもらえるよう念じて、ここに筆を納めます。

この著書の出版に当たり元就出版社濵正史氏の編集、制作に多大なご助力をいただきました。ここにお礼申し上げます。

河野俊彦

二〇一五年　立春のはな咲く頃

索引表

【あ】

IGA 腎症（あいじーえーじんしょう）49

咽頭直腸反射（いんとうちょくちょうはんしゃ）99

嚥下作用（えんげさよう）97

横隔膜（おうかくまく）15、38、55、64、66
横隔神経（おうかくしんけい）105
横突棘筋（おうとつきょくきん）29
オスグートシュラッテル病（おすぐーとしゅらってるびょう）68、69
オピオイド（おぴおいど）90

【か】

回旋筋腱板（かいせんきんけんばん）42、60
快情動（かいじょうどう）84
海馬（かいば）85
下顎角（かがくかく）16
顎関節（がくかんせつ）14
顎関節症（がくかんせつしょう）14
顎関節痛（がくかんせつつう）33
肩関節周囲炎（かたかんせつしゅういえん）41
滑液包（かつえきほう）62
滑膜（かつまく）66
肝鎌状間膜（かんかまじょうかんまく）15
環軸関節（かんじくかんせつ）33
肝臓（かんぞう）64、111

顔面神経（がんめんしんけい）96
関連痛（かんれんつう）106

胸腔部（きょうくうぶ）21
胸骨（きょうこつ）109
胸鎖関節（きょうさかんせつ）61
胸椎（きょうつい）61
季肋部（きろくぶ）64
筋膜（きんまく）66、102

屈筋支帯（くっきんしたい）19
クモ膜下腔（くもまくかくう）92
クモ膜顆粒（くもまくかりゅう）94

頸神経叢（けいしんけいそう）105
頸神経ワナ（けいせんけいわな）97
頸椎（けいつい）61
頸動脈小体（けいどうみゃくしょうたい）105
頸板状筋（けいばんじょうきん）34
脛腓関節（けいひかんせつ）70
肩甲挙筋（けんこうきょきん））42
肩甲骨（けんこうこつ）36、41、60
肩鎖関節（けんさかんせつ）45、61
腱鞘（けんしょう）18
剣状突起（けんじょうとっき）66
原尿（げんにょう）75
肩峰（けんぽう）61

交感神経（こうかんしんけい）105
咬筋（こうきん）14

喉頭蓋（こうとうがい）97
後頭直筋（こうとうちょっきん）34
広背筋（こうはいきん）41、46、102
硬膜（こうまく）93
硬膜静脈洞（こうまくじょうみゃくどう）93
肛門括約筋（こうもんかつやくきん）99
呼吸運動（こきゅううんどう）86
五十肩（ごじゅうかた）40、59
股関節（こかんせつ）20、63
骨盤（こつばん）21、61
骨盤底筋（こつばんていきん）38
骨盤部（こつばんぶ）21
骨髄（こつずい）107

【さ】
三角筋（さんかくきん）62、102
三叉神経（さんさしんけい）96
三叉神経痛（さんさしんけいつう）33

子宮広間膜（しきゅうこうかんまく）48
指節関節（しせつかんせつ）18
膝蓋骨（しつがいこつ）31
膝関節（しつかんせつ）20、67、70
膝内症（しつないしょう）70
紫斑性腎炎（しはんせいじんえん）49
習慣性流産（しゅうかんせいりゅうざん）46
十二指腸（じゅうにしちょう）111
上頸神経節（じょうけいしんけいせつ）17、53、105、107
上肢帯（じょうしたい）105

小腸（しょうちょう）100
上腸間膜動脈（じょうちょうかんまくどうみゃく）110
食道裂孔（しょくどうれっこう）109
漿膜（しょうまく）111
上腕骨（じょうわんこつ）41、61
自律神経（じりつしんけい）51
腎盂（じんう）74
腎炎（じんえん）81
神経膠細胞（しんけいこうさいぼう）95
神経周膜（しんけいしゅうまく）93
神経上膜（しんけいじょうまく）93
腎糸球体（じんしきゅうたい）75
心臓（しんぞう）75
心臓障害（しんぞうしょうがい）106
腎臓（じんぞう）53、74
腎臓病（じんぞうびょう）49、74
腎臓部（じんぞうぶ）32
腎静脈（じんじょうみゃく）110
腎動脈（じんどうみゃく）80、110
腎動脈神経節（じんどうみゃくしんけいせつ）53
腎門（じんもん）80、110

髄膜炎（ずいまくえん）94

星状神経節（せいじょうしんけいせつ）105
脊髄（せきずい）107
脊髄神経（せきずいしんけい）44
脊柱（せきちゅう）25
脊柱起立筋（せきちゅうきりつきん）29
舌咽神経（ぜついんしんけい）53

舌下神経（ぜっかしんけい）97
セロトニン（せろとにん）85
前鋸筋（ぜんきょきん）44
仙骨（せんこつ）46
線条体（せんじょうたい）85
仙腸関節（せんちょうかんせつ）16、40、64
蠕動運動（ぜんどううんどう）98
前頭前野（ぜんとうぜんや）86

総頸動脈（そうけいどうみゃく）105
僧帽筋（そうぼうきん）41、103
側頭筋（そくとうきん）14
側頭葉（そくとうよう）91
鼠径部（そけいぶ）55
咀嚼運動（そしゃくうんどう）86

【た】

第１頚椎（だいいちけいつい）33
第１腰椎（だいいちようつい）109
大胸筋（だいきょうきん）41、62
第３頚椎（だいさんけいつい）14、106
第３脳室（だいさんのうしつ）92
帯状回（たいじょうかい）85
大腿四頭筋（だいたいしとうきん）31
大腸癌（だいちょうがん）99
大脳辺縁系（だいのうへんえんけい）85
大腰筋（だいようきん）21、82
太陽神経叢（たいようしんけいそう）51、53、80、111
唾液（だえき）98

胆汁（たんじゅう）98
弾発現象（だんぱつげんしょう）18
弾発指（だんぱつし）17

中脳（ちゅうのう）85
腸間膜（ちょうかんまく）110
腸骨（ちょうこつ）46
直腸（ちょくちょう）99
腸腰筋（ちょうようきん）24

椎間孔（ついかんこう）93、94、101

手当て（てあて）108

動眼神経（どうがんしんけい）105
瞳孔（どうこう）106
頭斜筋（とうしゃきん）34
ドーパミン（どーぱみん）85、107

【な】

内頸静脈（ないけいじょうみゃく）105
内側翼突筋（ないそくよくとつきん）15
中山の孔（なかやまのこう）92

二足直立歩行（にそくちょくりつほこう）67
尿細管（にょうさいかん）75
尿道（にょうどう）74
尿量（にょうりょう）75
ネフローゼ症候群（ねふろーぜしょうこうぐん）50

ネフロン（ねふろん）75

脳圧亢進症（のうあつこうしんしょう）94
脳神経（のうしんけい）95
脳髄（のうずい）107
脳脊髄液（のうせきずいえき）91
脳報酬系（のうほうしゅうけい）84

【は】

排便反射（はいべんはんしゃ）99
鼻うがい健康法（はなうがいけんこうほう）51
ばね指（ばねゆび）17
ハムストリングス（はむすとりんぐす）102
反回神経（はんかいしんけい）105

尾骨痛（びこつつう）37
膝回旋蹴り（ひざかいせんげり）63
脾門（ひもん）110

不育症（ふいくしょう）46
腹腔動脈（ふくくうどうみゃく）110
腹腔部（ふくくうぶ）21
副交感神経（ふくこうかんしんけい）105
腹斜筋（ふくしゃきん）24
副神経（ふくしんけい）44、97
腹大動脈（ふくだいどうみゃく）110
腹直筋（ふくちょくきん）99
腹直筋鞘（ふくちょくきんしょう）103
腹膜（ふくまく）66、111

噴門部（ふんもんぶ）109

閉鎖筋（へいさきん）24
偏頭痛（へんずつう）33
便秘（べんぴ）55

膀胱（ぼうこう）74、100
歩行運動（ほこううんどう）86
母指球（ぼしきゅう）19
ホメオスタシス（ほめおすたしす）98

【ま】
慢性上咽頭炎（まんせいじょういんとうえん）50
慢性腎炎（まんせいじんえん）81

脈絡叢（みゃくらくそう）92

迷走神経（めいそうしんけい）53、97、105

【や】
幽門部（ゆうもんぶ）110

腰椎（ようつい）22、61、81
腰痛（ようつう）36、64

【ら】
リウマチ（りうまち）71

【わ】

【著者紹介】
河野俊彦（こうの・としひこ）
医学博士
千葉大学医学部講師
亀田医療大学講師
著書『心と体の健康法』『背骨に教えられて』『病知らずの体のしくみ』（元就出版社）、『ドーピング』（講談社）ほか。

【参考文献】
『心と体の健康法』丸茂　眞・河野俊彦著（元就出版社）
『背骨は健康のバロメーター』丸茂　眞著（山手書房）
『背中にふれて病気を治す』丸茂　眞著（農文協）
『人体解剖学』藤田恒太郎著（南江堂）

姿勢を診て手当てする

2015年5月25日　第1刷発行

著　者　河　野　俊　彦
発行人　濵　　　正　史
発行所　株式会社　元就《げんしゅう》出版社
〒171-0022 東京都豊島区南池袋4-20-9
サンロードビル2F-B
電話　03-3986-7736　FAX 03-3987-2580
振替　00120-3-31078
装　幀　クリエイティブ　コンセプト
印刷所　中央精版印刷株式会社
※乱丁本・落丁本はお取り換えいたします。

ISBN978-4-86106-238-4　C0077

河野俊彦・著

背骨に教えられて

背骨を見れば病気がわかる

身体の中心、健康の基本、長寿の秘訣は背骨にある。姿勢の悪さは背骨を歪め、万病の元凶となる。この事実から私たちの日常生活で、すぐできる健康法と、心豊かに自然と共生するライフスタイルを提案する。

■1500円+税

河野俊彦・著

病知らずの体のしくみ

背骨から健康を知る

健康で長生きの秘訣は、実に単純で簡単です。まず、自身の体のしくみを知ることです。それだけで自然治癒力が高まります。本書は生命・健康の基本である神経、内分泌、免疫のバランス良い共調の計り方を、平易に解説しています。

■1500円+税